中国医学临床百家

刘木彪 / 著

盆腔器官脱垂与盆底重建手术
刘木彪 2020 观点

科学技术文献出版社
SCIENTIFIC AND TECHNICAL DOCUMENTATION PRESS

·北京·

图书在版编目（CIP）数据

盆腔器官脱垂与盆底重建手术刘木彪2020观点 / 刘木彪著. —北京：科学技术文献出版社，2020.7（2024.3重印）

ISBN 978-7-5189-6790-2

Ⅰ.①盆… Ⅱ.①刘… Ⅲ.①妇科外科手术 Ⅳ.① R713

中国版本图书馆 CIP 数据核字（2020）第 091381 号

盆腔器官脱垂与盆底重建手术刘木彪2020观点

策划编辑：袁婴婴　　责任编辑：帅莎莎　袁婴婴　　责任校对：张吲哚　　责任出版：张志平

出 版 者	科学技术文献出版社
地 址	北京市复兴路15号　　邮编　100038
编 务 部	（010）58882938，58882087（传真）
发 行 部	（010）58882868，58882870（传真）
邮 购 部	（010）58882873
官 方 网 址	www.stdp.com.cn
发 行 者	科学技术文献出版社发行　全国各地新华书店经销
印 刷 者	北京虎彩文化传播有限公司
版 次	2020 年 7 月第 1 版　2024 年 3 月第 6 次印刷
开 本	710×1000　1/16
字 数	91千
印 张	11.25　彩插8面
书 号	ISBN 978-7-5189-6790-2
定 价	108.00元

序
Preface

韩启德

　　欧洲文艺复兴后,以维萨利发表《人体构造》为标志,现代医学不断发展,特别是从19世纪末开始,随着科学技术成果大量应用于医学,现代医学发展日新月异,发生了根本性的变化。

　　在过去的一个世纪里,我国现代化进程加快,现代医学也急起直追。但由于启程晚,经济社会发展落后,在相当长的时期里,我国的现代医学远远落后于发达国家。记得20世纪50年代,我虽然生活在上海这个最发达的城市里,但是母亲做子宫切除术还要到全市最高级的医院才能完成;我患猩红热继发严重风湿性心包炎，只在最严重昏迷时用过一点青霉素。20世纪60—70年代，我从上海第一医学院毕业后到陕西农村基层工作，在很多时候还只能靠"一根针，一把草"治病。但是改革开放仅仅30多年，我国现代医学的发展水平已经接近发达国家。可以说，世界上所有先进的诊疗方法，中国的医生都能做，有的还做得更好。更为可喜的是，近年来我国医学界开始取得越来越多的原创性成果，在某些点上已经处于世界领先地位。中国医生已经不再盲从发达国家的疾病诊疗指南，而能根据我们自己的经验和发现，根据我国自己的实际情况制定临床标准和规范。我们越来越有自己的东西了。

要把我们"自己的东西"扩展开来，要获得越来越多"自己的东西"，就必须加强学术交流。我们一直非常重视与国外的学术交流，第一时间掌握国外学术动向，越来越多地参与国际学术会议，有了"自己的东西"也总是要在国外著名刊物去发表。但与此同时，我们更需要重视国内的学术交流，第一时间把自己的创新成果和可贵的经验传播给国内同行，不仅为加强学术互动，促进学术发展，更为学术成果的推广和应用，推动我国医学事业发展。

我国医学发展很不平衡，经济发达地区与落后地区之间差别巨大，先进医疗技术往往只有在大城市、大医院才能开展。在这种情况下，更需要采取有效方式，把现代医学的最新进展以及我国自己的研究成果和先进经验广泛传播开去。

基于以上考虑，科学技术文献出版社精心策划出版《中国医学临床百家》丛书。每本书涵盖一种或一类疾病，由该疾病领域领军专家撰写，重点介绍学术发展历史和最新研究进展，并提供具体临床实践指导。临床疾病上千种，丛书拟以每年百种以上规模持续出版，高时效性地整体展示我国临床研究和实践的最高水平，不能不说是一个重大和艰难的任务。

我浏览了丛书中已经完稿的几本书，感觉都写得很好，既全面阐述了有关疾病的基本知识及其来龙去脉，又介绍了疾病的最新进展，包括笔者本人及其团队的创新性观点和临床经验，学风严谨，内容深入浅出。相信每一本都保持这样质量的书定会受到医学界的欢迎，成为我国又一项成功的优秀出版工程。

《中国医学临床百家》丛书出版工程的启动，是我国现代医学百年进步的标志，也必将对我国临床医学发展起到积极的推动作用。衷心希望《中国医学临床百家》丛书的出版取得圆满成功！

　　是为序。

作者简介
Author introduction

刘木彪，医学博士，主任医师，教授，硕士研究生导师，广东省人民医院妇产科主任，广东省杰出青年医学人才。擅长诊治女性生殖器官发生的肿瘤、脱垂、畸形、不孕不育等疾病。国内首例单孔腹腔镜下妇科肿瘤根治术和国内首例保留盆腔自主神经阴道骶骨固定术的完成者，"阴道分段支持"理论、"阴道支持结构原位重建系列手术"及"浮船式阴道支持评价法"等盆底重建新概念的提出者和践行者。

学术任职：中国医师协会妇科精准诊疗专业委员会主任委员、中国整形美容协会盆底康复与重建手术专业委员会主任委员、中国医师协会微无创医学专业委员会常委、中国医师协会妇产科医师分会委员、中华预防医学会生育力保护分会常委、中国医药卫生文化协会女性健康文化分会副会长、中国妇幼保健协会妇幼微创专业青年委员会副主委、国家远程医疗与互联网医学中心妇科肿瘤专家委员会副主委。广东省健康管理学会妇科学分会主任委员、广东省医师协会妇产科分会副主委、广东省医师协会妇科内镜分会副主委、广东省整形美容协会女性生殖道整复分会副主委、广东省泌尿生殖协会盆底学分会副主委、广东省妇幼保健协会妇科专业委员会副主委、广东省中西医结合学会妇科肿瘤专业委员会副主委。

前 言
Foreword

　　盆底器官脱垂（pelvic organ prolapse，POP）是指盆腔器官脱出于阴道内或阴道外，是一种中老年女性常见病，多数患者处于轻度，症状不重，可以保守治疗；但对于有症状的中、重度 POP 患者，盆底重建手术仍是其主要治疗手段。然而，目前对于 POP 的病因和发病机制尚不清楚，一方面人们对盆底解剖尚存在较多的盲区与误区；另一方面则由于对现有的盆底理论理解不透彻、接受的手术实践培训不足，致使整体的疗效未臻于理想，成为妇科手术中最难以掌控的一类手术。目前市面上已有一些关于 POP 的书籍，但相对于妇科内分泌、微创技术和妇科肿瘤等领域来讲，相关著作数量仍属欠缺。其中尚有一部分是国外"宏篇巨制"的译本，对广大中青年医生或基层同道来说，要从头到尾坚持研读下来，也实在是个不小的考验。

　　笔者从事盆底重建手术工作 20 余年，对临床常见的各种重建手术基本都有所涉及。但说实话，既往精力更多聚焦于妇科肿瘤与宫腹腔镜微创手术，落力于此领域较少，深刻的体会自是不多。近几年来，由于学习较多，兴趣日浓，遂将更多的时间投入到女性盆底基础理论学习、尸体解剖和临床实践工作中，思考于斯的时候也与日俱增，故此对 POP 有了一些更深入的认识和理解，并基于此在临床做了一些探索，于是有了更多的体会与感悟，借此机会，与诸君分享。

根据出版方要求，此书名为"观点"，自然不能仅仅是对盆底现状的综述与未来的展望，需得表明个人态度，亮明个人观点，讲述个人的做法。此诚易陷吾于"不义"之境地也。囿于坐井观天，只可得一孔之见、一己之思，实难避免因孤陋寡闻而失之于偏颇。

为更好地帮助大家理解近期盆底领域的相关发展，本书在阐述自己"观点"的同时，也将新近发布的国外有关 POP 指南进行了翻译和解读，以便让同道们更全面、更精准，也更便利地学习和理解，权当"以正视听"。

感谢科学技术文献出版社的邀请，有幸在此总结和发表自己的见解，不甚惶恐之至，一家之言，仅供大家参考，错漏之处也期冀您的指正与海涵。

目录
Contents

盆腔器官脱垂与重建手术概况

1. 流行病学调查

目前国内外都没有确切的盆腔器官脱垂（pelvic organ prolapse，POP）发病率。2005 年 1 月—2006 年 12 月，由 Ingrid Nygaard 牵头的美国盆底功能障碍协作组曾对有症状的 20 岁以上女性做了一项调查，结果发现 23.7% 女性至少存在一种盆腔器官功能障碍，且发病率随着年龄增长逐渐递增（20 ～ 39 岁为 9.7%，40 ～ 59 岁为 26.5%，60 ～ 79 岁为 36.8%，≥ 80 岁为 49.7%）。同样来自美国的一份数据显示，截止到 80 岁，女性因为 POP 疾病而需要行手术治疗的终身累计概率为 20%。英国的数据同样如此，在妇科主要手术的预约排期表中，POP 约占 20%，是绝经后女性子宫切除的首要适应证。对中国女性进行的流行病学调查也发现，年龄＞ 60 岁女性中，POP 发病率接近 25%，其中 43% ～ 76% POP 患者需要接受手术治疗，而在接受手术治疗的 POP 患者约有 1/3 需再次手术。最近美国妇产科医师学会（American College of Obstetricians and Gynecologists，ACOG）发布的女性 POP 实践指南（2019 年）预计，到 2050 年，面临 POP 问题的女性人数将达 50% 左右。随着我国老龄化社会的提前到来，相信同样会有越来越多的 POP 患者急需得到合理的诊治和恰当的管理。这是广大妇科医生即将面临的任务与挑战，同时也给我们提供了未来需要重点努力的方向。

2. POP 诊疗的简要发展史

国际上，对于盆底的认识是伴随着文艺复兴时期现代医学的启蒙而开始，早在 16 世纪的雕刻画上就有了子宫托的放置图；但真正对盆底认识的飞速进步，还是源于 19 世纪末以后解剖学和手术学的巨大发展。Archibald Donald（1840—1908）和 William Fothergill（1806—1879）完善的著名曼彻斯特手术、Kelly 的前壁折叠缝合术、Marshall-Marchitti-Krantz（MMK）手术、Milton Lawrence McCall 的穹隆成形术无不耳熟能详，影响深远。到 20 世纪末，随着 DeLancey 的"阴道三水平支持"理论和吊床假说，以及 Petros 女性盆底整体理论的相继提出，大大促进了人们对盆底的认识。ACOG 与英国国家卫生与临床优化研究所（national institute for health and care excellence，NICE）两大机构紧密追踪循证医学进展，持续更新相应的实践指南，及时提供更准确、客观的信息，以指导临床。

中华人民共和国成立以来，我国的妇科泌尿与盆底医学专家对盆底疾病的诊治取得了巨大进步。20 世纪 80 年代初，我国曾在全国范围内开展了轰轰烈烈的"两病"（子宫脱垂、瘘）筛查工作，诊治了大量的盆腔器官脱垂病例，积累了丰富的经验，并根据"两病"防治科研协作组给出的意见，提出了子宫脱垂和阴道前 / 后壁膨出的中国临床分度法，大大促进了 POP 的诊治。2005 年，在郎景和院士领导下，中华医学会妇产科分会成立了盆底学组，标志着中国盆底医学进入了崭新的纪元。其他协会也陆续成立了不少盆底医学相关的专业委员会，共同促进盆底医学的发展。十余年来，在学会和专家的引领下，有志于此之士通过不断学习、研究、创新、培训，使 POP 的诊治工作呈现出一片欣欣向荣的景象，得到很好的普及和规范。

3. 对盆底的认识还远远不够

虽然盆底医学的临床得到相当程度的发展，但人们对于盆底的认识却远远不够，临床基础研究工作仍然任重道远。我们所知晓女性的盆底结构及其功能，犹如冰山一角，未知良多。即便漂浮在水面的那一角冰山，也髣髴兮若轻云之蔽月，飘飘兮若流风之回雪，犹如带着面纱的仙子，美则美矣，却往往朦胧而不可及，不接地气。举两个常见的例子：①目前最为理想的尿道悬吊术，无论是经典的经腹 Burch 悬吊术，还是经阴道无张力尿道中段悬吊术（tension-free vaginal tape，TVT）系列术式，究竟悬吊的松紧度如何确定都缺乏一个客观标准，全凭主观性、经验性估计。②目前得到大家推崇的 Petros 整体理论、吊床假说、阴道三水平支持理论等，其中涉及一些重要支持结构及其功能都具有较大争议，缺乏确凿的解剖学证据，都还局限于"假说"！以至于长久以来，对 POP 发生机制的认识严重不足，手术并发症不好把控，远期疗效也难以令人满意，令无数妇科医生望而却步，可以说是妇科最没把握的一类疾病与手术。

4. 盆底重建术目前面临的困境

盆底重建手术无疑是有症状的中、重度 POP 的主要治疗方法，目前主要的手术方式有两大类：自体组织盆底重建术式（所谓传统术式）和使用网片的盆底重建术式（所谓新术式）。

自体组织的盆底重建手术，多数经阴道实施，是目前多数初治 POP 患者的优先选择，其具有经自然通道、创伤小、手术时间短、近期疗效较好等优点，但中、远期复发率较高是其主要问题。鉴于其视野受限，难以充分暴露缺陷的盆底支持结构，有时需要靠触摸，甚至凭感觉才能去完成这类手术，以至于学习曲线较长，完成质量良莠不齐。

使用网片的盆底重建手术，尤其是经腹和腹腔镜路径的术式，其解剖复位较好，主、客观成功率更高，一定程度上降低了远期复发率；然而由于术中网片的使用，尤其是经阴网片（transvaginal mesh，TVM）植入，增加了网片侵蚀、暴露、疼痛、阴道挛缩、僵硬等特有的并发症，其总体的重复手术率相对增加。另外，部分手术操作中需要游离较大面积的阴道壁全层和（或）需要引导器的盲穿，学习难度较传统术式更高，相对风险自然随之增加。为此，美国食品药品监督管理局（Food and Drug Administration，FDA）多次发布安全警告，最终于 2019 年 4 月全面叫停经阴网片在美国市场的销售，引发国内外巨大反响，导致经阴网片植入重建术在 21 世纪初经历了一轮蓬勃发展之后，目前暂时步入低潮。

与之同时，盆底重建手术同类术式繁多，令人眼花缭乱。仅就阴道顶端脱垂的重建来讲，就包括传统的阴式子宫切除、骶棘韧带固定、高位骶韧带悬吊、曼彻斯特手术等自体组织重建术式，也有选择经各种路径的阴道骶骨固定术、经阴道后路悬带成形术（posterior intra-vaginal slingplasty，P-IVS）、经阴网片悬吊术等新型网片重建术，甚至还有各种明显不符合重建原理的子宫悬吊术等，令广大妇科医生无所适从，在临床实际工作中不知道究竟孰优孰劣，以及如何进行个体化选择，颇感困惑。

由此可见，对于盆底重建手术，传统手术还难称经典，新式手术也不意味着更先进，还需更多的研究和探索。

5. 解决问题的建议

如何看待这些问题与矛盾，临床又如何来应对？如何让盆底重建手术摆脱妇科领域最难把控手术这一"恶"名？还是要分析导致今日之现状的原因才有可能找到答案。笔者个人认为，以下几个方面可能是主要原因：①目前对盆底的认识尚存在很多的盲区与误区，需要加强基础与临床研究，甚至是长期的研究；②盆底重建手术术式繁多且部分缺乏科学性，给医生带来困惑；③盆底理论相对艰涩难懂，造成学习困难；④盆底医生接受的盆底相关理论与实践培训还远远不够。概而言之，既与盆底的理论与实践尚处于初级阶段有关，也与从业者学习与培训的不足有关。前者尚需加以时日方可解决，后者可以通过近期的努力有望实现。因此，如何将深奥的盆底理论变得通俗易懂，又如何将盆底重建手术变得安全易学，是大家需要一起来思考和近期努力的方向。

6. 理想的盆底重建手术有待大家去探索

当然，在加强三基培训的同时，鼓励部分基础扎实且富有创造性的盆底从业者多进行临床术式方面的探索，让理论更通俗易懂，手术更简单可靠、直观易学，也许是现阶段另一条值得探索的路径。近年来，国内外也有一批专家学者为此做出尝试和努力，如澳洲 Petros 的整体理论和由此衍生的一系列组织自固定手术，大大简化了盆底重建手术的难度，获得很好的疗效，得到广泛的应用。国内朱兰、宋磊等教授也探索出一些实用性手术方式，大大促进了盆底重建手术在国内的发展和推广。

近年来，笔者秉持大胆怀疑、小心求证的原则，潜心学习传统经典盆底理论，到解剖室做尸解，在临床实践中不断思考与尝试，逐渐对女性盆底有了一些更深入的理解和理念的提升。其主要体现在：①对一些艰涩难懂的理论与学说基本能看懂弄通，且一定程度上做到深入浅出，化繁为简。②基于"三腔室系统""吊床假说""阴道三水平支持"理论等目前经典而广为接受的理论基础上，提出了"阴道分段支持"理论，该理论明确阐述了阴道各节段及其结缔组织支持结构之间相互对应的关系，便于帮助大家对阴道支持的理解。③创新性地提出了"阴道支持结构原位重建手术"的新概念，并开展了基于这些理念的一系列术式。该系列手术适应证广泛，涵盖了阴道各个部位的脱垂；进一步简化了手术步骤，使手术变得简单易学和安全可控。④建议对于经阴网片重建手术，也要辩证看待，不要"一刀切"，也许今天的武断会换来未来相当一段时期的黑暗，因为真理总是具有其相对性与阶段性，事物也总是螺旋式向前发展。例如，对于阴道缩短、有复发高危因素或已复发患者，而又不能耐受经腹或腹腔镜手术的患者，经阴网片的使用还是有其价值的。⑤在传统手术的基础上，实现全程在腹腔镜下完成或者引入腹腔镜辅助，无疑是对经典盆底重建手术方式的致敬和发展。早在 1806 年，彼时腔镜尚未诞生，菲利普·伯奇尼（Philipp Bozzini，1773—1809）就曾写道："手术的发展不仅在于找到了既往认为不可能的新途径，还在于那些靠赌运气来完成的手术步骤都能够在眼睛的直视下完成，因为医生的手术需要视觉的引导。"我们目前有不少盆底重建手术是做不到直视下完成的，需要靠触摸、靠感觉，这有时就需要幸运之神的关照了。

笔者近些年来在全国多个学术论坛上进行了阴道支持结构原位重建系列手术等相关的学术讲座和手术演示，从会后收集的反馈意见来看，这种探讨和尝试得到了同道的肯定，大家通过讲座和手术观摩，已能基本掌握手术的理念并开始在自己单位进行实践，手术经过都比较顺利且近期疗效理想，近期也没有出现严重的并发症。正是基于以上实践的积累和反馈，给予了笔者信心来与大家分享。

盆腔器官脱垂的风险因素

7. 妇女站起来，子宫掉下去？

常闻及一种观点，"人类站起来，盆腔器官掉下去"，认为人类出现盆腔器官脱垂，是由于人类直立行走后地心引力的作用。乍一听颇有道理，因为盆底软组织处于盆腹腔最低处，盆腔器官在重力的作用下，持续压迫与冲击盆底，长此以往，盆底的肌肉、筋膜与韧带等软组织弹性逐渐减弱，器官遂开始下降，从最薄弱的泌尿生殖道裂孔脱出于阴道外。

那么，重力真是脱垂的重要因素乃至决定性因素吗？当然不是，首先，妇女人人都直立行走，可发生 POP 的比例并不高；其次，女性在切除盆腔器官后，阴道仍可以发生脱垂。另外，非直立行走的雌性哺乳动物或爬行动物同样会发生泄殖腔器官（如生殖器官、膀胱与肠管等）的膨出。

所以，人类直立行走，充其量只是其中一个小小的辅助因素，并非 POP 发生的根本原因。

8. 年龄越大，发病率越高

研究表明：POP 的发病率随着年龄增长逐渐递增（20 ～ 39 岁为 9.7%，40 ～ 59 岁为 26.5%，60 ～ 79 岁为 36.8%，≥ 80 岁为 49.7%）。中国的研究也发现，年龄 > 60 岁女性中，POP 的发病率接近 25%，远远高于中青年女性。但我们需要知道的是，相关性关系不等于因果关系。如随着年龄的增长，卵巢肿瘤的发生率提高，但不能说衰老是卵巢肿瘤的病因。当然，卵巢功能的减退伴随着体内甾体激素逐渐下降，可能会促进盆底支持结构的退化，加速 POP 的临床出现。

9. 阴道分娩是 POP 发病的首要诱因

大量的流行病学调查研究证实，在众多 POP 高危因素当中，妊娠与分娩，尤其是经阴道分娩，是 POP 发生的最重要的独立影响因素，而且与产次及难产等具有极其密切的相关性。瑞典 Samuelsson 对 20 ～ 59 岁妇女调查发现，该群体总体发病率为 31%，而经产妇则为 44%。流行病学调查发现（需要住院治疗的 POP 患者），曾经阴道分娩一次的女性，其 POP 发生率是未经阴道产者的 4 倍；而曾经阴道分娩两次的女性，其 POP 的发生率增加到 8.4 倍。

根据一项纳入 1011 位女性的纵向队列研究，每个女性距离初产至少 5 ~ 10 年，其分娩方式分为：未经宫缩直接剖宫产、进入活跃期后剖宫产、宫口开全后剖宫产、阴道顺产及阴道手术助产。结果发现，较之未经宫缩直接剖宫产者，阴道顺产女性 POP（POP-Q Ⅱ度以上）的发生风险超过 5 倍（OR=5.6），阴道手术助产则超过 7 倍（OR=7.5），而不同时期剖宫产组之间没有差异。

为了探讨分娩对盆底的影响，DeLancey 及其同事进一步通过分娩的计算机模型模拟胎头通过产道的各个阶段，测算出盆底各时期所需承受的张力和盆底肌的拉伸在第二产程末期时达到最大，高达 3.26 倍；而磁共振测量分析孕妇整个第二产程的盆底扩张情况，也提示拉伸达到最大时可能就是发生损伤时，尤其是钳产者。

10. 全子宫切除是否增加 POP 发病率，尚无定论

全子宫切除与 POP 的关系一直是大家关注的问题，从盆底支持的理论机制来讲，由于子宫切除必然损伤其阴道顶端的支持，穹隆脱垂的发生率自然应该增加。多数研究也认为，全子宫切除术后有可能增加 POP 的发病率，但是其发展为有症状的

POP 是一个漫长的过程，研究能否得到阳性结果与研究的时限有关。牛津的一项计划生育研究结果发现，子宫切除术后人群与总体人群的 POP 发病率分别为每年 29/1000、16/1000；子宫切除术后 POP 发病率随着术后时间的延长逐步增加，从 3 年的 1% 到 15 年的 5%。另一项针对 149 554 名 20 岁以上女性的回顾性队列研究发现，子宫切除术后患者平均间隔 19.3 年将会因 POP 而再次手术。而 Blandon RE 等的一项研究发现，在接受非 POP 适应证的子宫切除术的女性中，POP 的风险没有增加。与前相反的是妇女健康研究 (women's health initiative，WHI) 结果显示，有子宫的女性 POP 发病率稍高于子宫切除术后的女性，意味着该研究人群可能在子宫切除的过程中修复了潜在的盆腔器官脱垂，从而减少了后续 POP 的发生，包括预防性的阴道残端悬吊术。笔者团队的研究也提示，子宫切除术时行预防性阴道残端悬吊后，短期内可以减少盆底功能障碍性疾病的发生，POP 的发生则由于研究观察的时限还不够长，尚未见到有差别。

所以，目前并不明确子宫切除术是否也是 POP 的危险因素。

11. 遗传因素与 POP 的发生有关

盆底支持组织的先天异常可能与 POP 密切相关。近年来，不少研究资料显示，POP 患者盆底结缔组织的基因、功能蛋白、信号通路等与非 POP 女性明显存在表达差异。另一些证据表明，POP 与遗传因素相关，其母亲有 POP 史者，POP 风险增加（*OR*=3.2），其姐妹有 POP 史者，则风险度也明显增加（*OR*=2.4）。还有流行病学调查发现，POP 还可能与种族相关，相对于白种人，西班牙裔和亚裔女性更易于发生膀胱膨出，而非洲人则 POP 发病率最低。

12. POP 与盆底肌的缺陷密切相关

2007 年，Delancey 曾进行了一项病例对照研究，通过运用磁共振和带压力感应器的窥阴器等方法，对 151 例 POP 患者与 135 例正常妇女的肛提肌结构与功能进行分析和对比研究，以探讨肛提肌缺陷与 POP 的相关性。结果发现，POP 患者较正常女性具有更高的肛提肌严重缺陷率（55% *vs.* 16%），校正后 *OR* 值为 7.3（95% *CI*：3.9 ～ 13.6，*P* < 0.001）；而肛提肌轻微缺陷者，两者没有区别（16% *vs.* 22%）。但在钳产者中，肛提肌重度缺陷显著多于轻度缺陷（53% *vs.* 28%），校正后 *OR* 值为 3.4（95% *CI*：1.95 ～ 5.78）。同时，POP 患者盆底肌肉收缩时产生的阴道闭合力显著弱于对照组（2.0N *vs.* 3.1N），生殖道裂孔长度较对照组长约 50%[（4.7±1.4）cm *vs.*（3.1±1.0）cm]。上述研究提示，盆底肌先天或后天缺陷继发的肌力下降可能是 POP 发病的重要原因，而分娩可能是造成盆底肌后天损伤最可能的因素。

盆腔器官脱垂的基本理论

关于盆腔器官脱垂与重建，首先有三个基本问题需要回答：①盆腔器官脱垂，究竟是什么发生了脱垂？②为什么会发生脱垂？③盆底重建，重建的是什么？对于有一定盆底知识基础的读者可能会回答：①盆腔器官脱垂，顾名思义，脱垂的当然是盆腔的器官；②器官脱垂是由于支持盆底器官的盆底支持结构发生了损伤与松弛所致；③重建的自然就应该是那些发生了缺陷的盆底支持结构。答案似乎简洁明了，也与教科书上写的一致。那么，仅限于此就足够了吗？也许，我们还需要更深入一点，看到事物的背后，才能更有效地去理解盆底。

13. 阴道脱垂是因，器官脱垂为果

人民卫生出版社最新出版的《妇产科学》（第九版）临床医学本科教材（2018）上写道，盆底器官脱垂是指盆腔器官脱出于

阴道内或阴道外。根据一般性的命名原则，这个命名容易给人产生这样一种印象，即因为盆腔器官本身或者支持盆腔器官的相关结构发生问题而导致器官脱垂，我们只要有针对性地解决该器官存在的问题，问题就会得以解决。事实上在临床也有这种手术名称带来的误解，譬如，我们通过悬吊或者切除子宫来治疗子宫脱垂；我们通过悬吊膀胱来实现膀胱复位等。可事实并非如此，如果子宫脱垂就只是悬吊子宫，膀胱脱垂我们去悬吊膀胱，直肠脱垂我们去悬吊直肠，结局往往是徒劳或者仅短期可达到目的，远期必然还会复发。因为我们都知道，脱垂的盆腔器官，无论子宫、膀胱、尿道和直肠，器官本身都是完整而健康的，其功能异常是因为位置下移所继发的。换句话说，盆腔器官本身是没有原罪的，它是受害者和受牵连者。对这一概念的理解非常重要，即任何试图通过切除或悬吊盆腔器官来解决脱垂的问题都有可能是错误的。因此，我们在盆底重建手术中需要摒弃旧的器官切除观念。所以我们回过头来看，很多盆底重建手术为什么容易出现复发，虽然名为重建，实际是与切除有关。要认识这一问题，还是要从本质上理解 POP 发生的源头入手。也就是说，究竟是阴道脱垂继发了盆腔器官的脱垂，还是盆腔器官脱垂引发了阴道壁的膨出呢？

根据解剖学基础研究我们已经知道，各盆底支持结构最终的附着点都在阴道壁而非周围器官，也就是说，盆底支持结构支持的是阴道，而非盆腔器官。那么，只要阴道的支持结构不发生问题，阴道即可保持在正常的位置，盆腔器官也就不会脱垂；反之，盆腔器官脱垂一定是因其所在部位的阴道脱垂而继发。实际上，DeLancey 的"阴道三水平支持"理论中就已提到：骨盆盆内筋膜（耻骨宫颈筋膜和直肠阴道筋膜）保持了阴道壁的完整性，所有盆底支持缺陷（无论阴道前壁、顶端、后壁）表现的是盆内筋膜和（或）其与邻近结构悬吊、附着或融合连续性的缺陷。盆底重建手术的目的是修复缺陷，因此重建阴道三个水平的支持方可维持或恢复正常的脏器和性功能。

在临床上，对 POP 患者进行临床妇科检查时，映入眼帘的一定是脱垂的阴道，我们看到的是阴道黏膜（当然在顶端也可以看到宫颈，我们在此将其归为阴道顶端的一部分），而没有看到膀胱、尿道、直肠、肠管和宫体等所谓的盆腔器官。关于这一点，其实早在 1996 年，国际尿控协会 (International Continence Society，ICS) 的脱垂分级标准术语（Bump 等，1996）中就已指出"阴道前壁脱垂"术语要优于"膀胱膨出"，因为在体格检查中获得的信息无法精确地描述阴道前壁后方的结构，尽管其后方常常就是膀胱。对于使用"阴道后壁脱垂"替代"直肠膨出"也是同样的道理。同样是《妇产科学》（第九版）教材，在陈述完前一句"盆底器官脱垂指盆腔器官脱出于阴道内或阴道外"之后，紧接着写到，2001 年美国国立卫生研究院 (National Institutes of Health，NIH）也提出，盆底器官脱垂是指任何阴道节段的前缘达到或超过处女膜缘外 1 cm 以上。这进一步将盆腔器官脱垂分为阴道顶端、阴道前壁和阴道后壁脱垂三大类。此外，ACOG 关于 POP 临床实践指南（2019）也接受并推荐以下观点：POP-Q 分期系统不再使用"膀胱膨出"和"直肠膨出"等术语，而只描述阴道脱垂的节段，因为从临床检查中，我们并不清楚脱垂阴道黏膜背后确切的器官。

以上这些概念或术语的变化，提示我们对于 POP 认识的变化，强调阴道脱垂是因膀胱膨出、直肠膨出、子宫脱垂只是继发的结果。是树立起以"阴道脱垂"为核心理念的时候了，也许在将来的某一天，盆腔器官脱垂这一概念会被正式取消，而被直接冠以"阴道脱垂"之名。

14. 阴道支持系统包括盆底肌和结缔组织两部分

盆底支持结构的缺陷与松弛是 POP 发生的根本原因，而从上一部分我们也可以将盆底支持结构称为阴道支持结构。在阐释清楚为什么之前，我们有必要先对阴道支持结构做一下了解。

盆底支持结构包括盆底肌肉、结缔组织、血管和神经等，它们相互之间形成了一个复杂的、相互协调的系统。而其中盆底肌和结缔组织是盆底支持中最主要的因素。鉴于前面已将盆底器官脱垂称为阴道脱垂，现将盆底支持结构改称为阴道支持结构也许更容易被大家所理解。

盆底肌属于横纹肌，可分为上、中、下三层。上层，亦称内层，包括肛提肌和尾骨肌，有器官支持及开闭尿道、阴道和肛门的双重作用；中层为肛管纵行肌，其纤维来自肛提板、耻尾肌侧方及耻骨直肠肌，下方嵌入肛门外括约肌的深部和浅部，收缩时可为膀胱颈提供向下的拉力，协助打开排尿通道；下层，亦称外层，为会阴浅横肌、会阴深横肌、球海绵体肌及坐骨海绵体肌，主要起固定远端尿道、阴道及肛门的作用。在盆底肌中，肛提肌是承托盆底最主要的力量。

结缔组织的主要成分是胶原和弹性蛋白，此二者都随妊娠、分娩和年龄而变化。这些变化可以使韧带和筋膜削弱，从而影响盆底支持结构的完整性。盆底发挥支持作用的结缔组织包括盆腔内筋膜、盆腔韧带及会阴隔膜。盆腔内筋膜是腹横筋膜延续至覆盖骨盆底，位于盆底肌之上，腹膜之下，包绕盆腔器官并将其连接至支持的肌肉组织和骨盆的骨组织。这一结缔组织网与阴道壁前后壁的筋膜（结缔组织纤维）相交织，使阴道悬吊在正常解剖位置。盆腔内筋膜特殊部位的增厚形成了盆腔韧带，参与支持阴道，锚定于骨盆骨和腱弓。盆底肌的收缩与舒张提供力量，但盆底肌的舒缩是无法直接给予盆腔器官支撑的，必须依赖于盆底筋膜与韧带的牵张才能发挥出效应。

肛提肌中央存在一泌尿生殖裂孔，尿道、阴道和直肠从此裂孔穿行而达体表（会阴）。静止状态或腹压增大时，通过肛提肌中的耻骨直肠肌和耻尾肌收缩，可以缩窄泌尿生殖道裂孔，给盆腔脏器提供强大的支撑，减少对结缔组织的冲击。覆盖于肛提肌表面的盆内筋膜与阴道表面筋膜并非同一筋膜，而应是各自独立的两块筋膜，从盆壁两侧向下倾斜走行的盆内筋膜与从宫颈向外阴方向走行的阴道筋膜两者之间发生了附着、交织，乃至融合，从而使盆底形成一个有机整体。

15.POP 因盆底肌损伤而缘起，因结缔组织损伤而外显

根据 Petros 与 Ulmsten 提出的整体理论，盆底由封闭骨盆出口的肌肉、筋膜、韧带等共同形成一个肌性－弹力系统，肌性组织和结缔组织（包括筋膜和韧带）各自发挥相应的职责，筋膜起到加强和支持器官的作用，韧带发挥悬吊器官与锚定肌肉的功能，肌肉则通过收缩与舒张，使器官获得形状、形态和强度，实现盆腔器官的自主与非自主功能。完整的盆底是一个密切联系的整体，盆腔器官的支持和功能依赖于盆底肌和盆底结缔组织的动态相互作用。解剖研究显示，肌肉与筋膜、韧带、器官浆膜间有非常多的相互交织的纤维连接，它们作为整体发挥作用。组织学发现，从膀胱下方至会阴隔膜，阴道和尿道周围的胶原和弹性纤维交错，并与肛提肌的中间部分交织。盆腔内筋膜及其增厚形成

的韧带于肛提肌上悬吊阴道上段、膀胱和直肠，而盆底肌关闭泌尿生殖裂孔并为盆腔脏器提供一个稳定的平台。腹腔内压作用于阴道和盆底，盆底肌以其关闭状态下持续性张力与之对抗。如果盆底肌张力正常，结缔组织连接的压力将减小。在咳嗽、打喷嚏等急性压力时，盆底肌存在反射性收缩，对抗并稳定盆腔脏器。

另外，盆腔的韧带将器官悬吊于骨盆壁，韧带的松弛也将使相应肌肉的力量失效，导致脏器开关功能紊乱，当然同时也可能直接导致阴道脱垂。整体理论中，尿道关闭所需肌肉力量的正常功能，需要足够有力的结缔组织维持。盆底肌薄弱，肛提板无法维持其水平位置，泌尿生殖裂孔打开，使得支撑盆腔器官的责任都落在盆底结缔组织上。随着时间的推移，张力使筋膜及韧带拉伸、薄弱、断裂，导致器官丧失了正常的解剖位置。

简而言之，盆底肌和盆底结缔组织之间相互依存，相互连接，两者的密切配合维持着盆腔器官的位置正常。正常状态下盆底肌拥有足够的支持力度，结缔组织所承担的压力较小。先天性或后天性的结缔组织缺陷可导致盆底肌肉无从发挥对其的保护效应，盆底肌肉的薄弱则进一步使盆腔压力传导到结缔组织，长此以往即可导致结缔组织代偿能力丧失而松弛，从而表现出阴道脱垂。

上述文字有点抽象，不好理解，笔者在此做一比喻，以期帮助理解。盆底肌和结缔组织相互间处于何种关系，前辈们其实早已提出了不少理论或假说，其中大家印象最为深刻的应该是 DeLancey 的吊床假说。该假说是将支持尿道和膀胱颈的盆腔内筋膜和阴道前壁比喻成吊床。当腹压增加时，盆筋膜周围与盆筋膜腱弓相连的肛提肌收缩，拉紧"吊床"样结构，尿道被压扁，使尿道内压能有效抵抗升高的腹内压，而控制尿液排出。该假说中盆底肌的功能类似于床，筋膜和韧带的功能则类似于提拉床的绳子。这容易让大家把盆底肌和结缔组织两者间的关系误解为串联关系，肌肉或者结缔组织任何一个出现问题都会导致阴道脱垂。实际上，盆底肌与结缔组织之间更应该属于并联关系，其中任何一个出现问题，尚可以承托阴道处于正常位置一段时间。1993 年，Norton PA 曾用"干坞里的船只（a boat in dry dock）"来定义盆底功能障碍，其中船（盆腔器官）是由水（盆底肌）和系泊用具（筋膜、韧带）来支持（图 1）。船（盆腔器官）在水（肛提肌）的托举和系泊用具（筋膜、韧带）的提拉共同作用下，船（盆腔器官）可以稳定在水平面（盆膈）之上，但如果水被抽干，船的重量将全部由系泊用具来支撑，而此时如果绳索断裂或者拉长，小船将随着水位的下降而下降，甚至掉到河床上。也就是说，如果盆底肌的损伤或退化等原因导致盆底支持不足，筋膜和韧带将承受越来越大的力量。如果起初韧带没有损伤，各盆腔器官（即阴道）还可以维持在正常位置一段时间。一旦筋膜、韧带早已存在损伤或者随着时间的推移出现了断裂或延长，盆腔器官（阴道）将随之不断下垂。这提示我们：盆底肌的先天性或后天性缺陷是阴道脱垂发生的初始重要因素，筋膜、韧带的缺陷或继发性损伤出现失代偿后，阴道即可表现出临床脱垂。

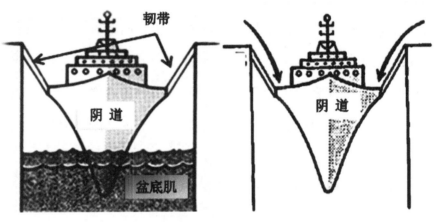

图 1　Norton PA 坞船比喻

16. 盆底手术重建的是结缔组织结构

盆底肌属于横纹肌，与 POP 相关的盆底肌损伤原因主要有两个：①盆底肌位置深，难以手术缝合；②妊娠与分娩时的肌肉拉伸导致部分肌纤维断裂，以及随着年龄的增长和功能的减退，盆底肌发生退变与萎缩。此类损伤无疑都具有慢性、非锐性、非整体性的特点，无法通过外科缝合来进行重建修复，只能通过物理方法（凯格尔训练、电刺激、生物反馈等）来帮助修复。另外，当发生 POP 时，结缔组织已处于失代偿状态，即便修复盆底肌也是无法实现阴道解剖复位的。

结缔组织中的筋膜和韧带主要成分是弹力纤维和胶原蛋白等，其拉伸、退变、断裂后，采用物理康复的手段几乎是无效的，只能通过手术来修复。因此，盆底重建手术实际上都是解决结缔组织的问题。当然，在重建手术前后通过盆底康复方法来促进盆底肌同步恢复，会有助于减少重建后结缔组织的张力，对远期复发具有一定的保护作用。

由上可知，为获得良好的、长期性的疗效，一个完整的中、重度 POP 的治疗最好包括结缔组织重建与盆底肌物理康复两个环节。因此，对于一个从事盆底重建手术的妇科医生来说，起码需要熟悉和掌握盆底支持结构中的结缔组织部分；而对于盆底肌的位置、功能、康复技术可以不熟悉，但对于盆底肌康复可以防治阴道脱垂的发生或复发起重要作用，必须知晓。

17. 阴道支持涉及的结缔组织结构

由前已知，盆底重建手术就是对结缔组织结构（筋膜和韧带）进行手术修复，所以对于与阴道支持相关的结缔组织结构必须非常熟悉。随着盆底解剖学的发展，对于承担阴道支持的结缔组织结构，多数学者认为主要涉及以下 8 个结构，也就是说这 8 个结构维持着阴道处于正常位置（图 2）。它们分别是：

（1）耻骨尿道韧带（pubourethral ligament，PUL）：起源于

耻骨联合背面的下端，呈扇形下降，其中间部分附着在尿道中段，侧方附着在耻骨尾骨肌及尿道下阴道。

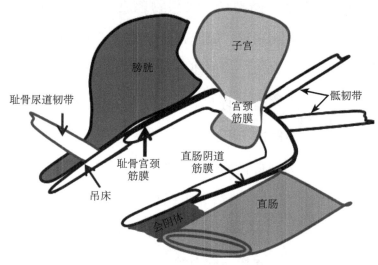

图 2　支持阴道的结缔组织结构分布（彩图见彩插 1）

（2）尿道下吊床（hammork，H）：尿道下方的阴道壁，托举着尿道。实质上指的是阴道壁中除黏膜层以外的阴道壁。

上述两者共同提供阴道前壁下段和尿道的支撑，使尿道与膀胱保持相应的角度，在尿控中具有重要意义。

（3）盆筋膜腱弓（arcus tendineus fascia pelvis，ATFP）：起源于耻骨尿道韧带正上方的耻骨联合处，止于坐骨棘，位于肛提肌筋膜腹侧面，并与之部分融合，为一致密坚韧的结缔组织，因颜色浅，俗称白线。阴道由其筋膜悬吊其上，是水平侧方支持重要的结构和锚定点。

（4）宫颈环（cervical ring，CR）：围绕子宫颈的结缔组织结构，以宫颈筋膜（cervical fascia，CF）为主，主要成分是胶原，是主韧带、骶韧带的附着点，也是耻骨宫颈筋膜、直肠阴道筋膜的融合点（或曰汇集点）和锚定点，在后侧方被骶韧带提拉而为阴道提供顶端支持，是承上启下的关键支持结构。

（5）耻骨宫颈筋膜（pubocervical fascia，PCF）：覆盖阴道前壁的中上段，向上汇集于子宫颈环前部，并与主韧带融合，两侧与盆侧方筋膜交织融合，锚定于 ATFP，对阴道前壁提供被动支持。如果耻骨宫颈筋膜本身或其与宫颈环、侧方支持结构之间的连接融合部等发生缺陷，可造成阴道前壁的膨出。

（6）直肠阴道筋膜（rectovaginal fascia，RVF）：即 Denonvilliers 筋膜，覆盖阴道后壁中上段，从会阴体到提肌板呈片状延伸在直肠侧柱之间，向上附着于骶韧带并汇集到宫颈筋膜，两侧也可与盆侧方筋膜交织融合锚定于 ATFP，为阴道后壁提供被动支持。如果 RVF 本身或其与宫颈环、侧方支持结构之间的连接融合部等发生缺陷，可造成阴道后壁的膨出。

（7）骶韧带（uterosacral ligament，USL）：起自骶椎 S2～S4 骨面，止于子宫颈周围环的侧后方，主要由平滑肌、盆腔脏器自主神经、结缔组织和血管组成。对子宫及阴道顶端提供被动支持，是顶端支持的关键结构。

（8）会阴体（perineal body，PB）：阴道后壁下段黏膜下至肛门

中国医学临床百家

括约肌之间较致密的结缔组织，呈锥状，为阴道提供远端支持。

18. 盆底肌康复锻炼是降低 POP 的可行性因素

由前两章可知，POP 的病因及发病机制仍不清楚，但流行病学调查显示，妊娠、分娩、衰老、慢性腹压增加是 POP 发生的主要高危因素，吸烟、高血压、糖尿病也与 POP 发病具有相关性。然而这些高危因素的存在并不足以导致 POP，关键还是在于是否合并或继发盆底支持组织的损伤。阴道支持结构（盆底肌和结缔组织）的损伤是阴道脱垂的根本原因，而盆底肌是盆底支持的主要原动力，其损伤后不能得到修复将继发结缔组织的失代偿，从而表现出阴道脱垂。妊娠、分娩、衰老与先天性发育不良是造成阴道支持结构缺陷的最重要的几大诱因，而这些诱因我们似乎都无法从源头上去做相应的预防措施。因为我们不能避免岁月的流逝，也暂时难以改变自己的基因，虽然可以选择妊娠与否或者分娩方式，但无论从伦理方面还是权衡其他继发问题方面来说，都实属下策。这提示我们，盆底支持结构的损伤似乎难以避免。也许退而求其次，我们有必要把一级预防工作的重心转移到降低盆底肌肉和结缔组织（尤其是盆底）损伤程度、延缓损伤时间，以及加强损伤后早期康复等方面。

阴道脱垂的定位诊断

从上一章节，我们已经知晓了阴道脱垂与重建相关的 3 个基本问题，即什么是脱垂，为何脱垂，重建的是什么。然而，当每个具体的 POP 病例来到我们面前，需要我们进行诊断与治疗时，我们似乎又有了更具体的一些问题。例如：①阴道前壁或后壁，不同区域的脱垂处理似乎并不一样，能否进一步细分，细分的解剖学依据是什么？②每个细分区域由哪些结缔组织结构提供支持？③这些支持结构能否在手术过程中被看见？④发生缺陷的结构如何重建最合理？等等。如果不能对上述每个具体问题给出明确而肯定的答案，那么我们做出的决策就可能出现偏差，重建手术的疗效和安全性就可能得不到保障。

19. 盆底支持的现有定位诊断方法

盆底支持是一个复杂而有机的整体。1992 年，DeLancey 提出了"阴道三水平支持"理论。其在水平方向上将阴道支持轴划分为上、中、下三个水平，即Ⅰ、Ⅱ、Ⅲ水平。Ⅰ水平（上水平）即顶端支持，由骶韧带和主韧带构成的主骶韧带复合体垂直支持子宫、阴道上 1/3；Ⅱ水平（中水平）即水平支持，由耻骨宫颈筋膜附着于两侧盆筋膜腱弓和直肠阴道筋膜附着于肛提肌腱弓，水平支持膀胱、阴道上 2/3 和直肠；Ⅲ水平（下水平）即远端支持，由耻骨宫颈筋膜体和直肠阴道筋膜远端延伸融合于会阴体，支持尿道与阴道远端。

为了进一步便于理解和准确的定位盆底支持结构及其支持的器官，Petros 在整体理论中吸纳了 DeLancey "阴道三水平支持"理论和吊床假说，发展出了解剖与功能的定位诊断系统。其在垂直方向将盆底划分为前、中、后部三个区域，即前盆腔、中盆腔和后盆腔，也可以称为前部、中部和后部，这就是大家所知道的"三腔室系统"。前部从尿道外口延续至膀胱颈，涉及尿道下吊床、耻骨尿道韧带、尿道外韧带等支持结缔组织。中部从膀胱颈延伸至子宫颈或者子宫切除术后的阴道瘢痕处，涉及耻骨宫颈筋膜、盆筋膜腱弓、前面的宫颈环等结构。后部从子宫颈或子宫切除术后的阴道瘢痕处延伸至会阴体，涉及骶韧带、直肠阴道筋膜和会阴体等支持结缔组织。结缔组织在水平方面划分为三个平面支持：平面 1，包括骶韧带和耻骨宫颈筋膜；平面 2，包括耻骨尿道韧带和直肠阴道筋膜；平面 3，包括尿道外韧带、会阴隔膜和会阴体。

应该说整体理论提出的定位系统和"阴道三水平支持"理论的结合，在相当程度上建立了盆底结构中整体与部分、平面与立体、器官与功能之间的有机联系，对于POP的定位诊断向前推进了一大步，促进了广大医生对盆底的认识，也促进了临床实践的进一步发展。

20. 目前定位诊断方法存在的不足

整体理论、三腔室系统和"阴道三水平支持"理论等的提出，确实有力地促进了盆底的认识。然而，在实际工作中我们发现一些困惑：①垂直方向的三腔室定位与水平方向的三水平定位的结构如何统一；②三平面与三水平似乎也不尽相同，如何理解；③重建手术的类型总有多个归属，能否统一。试举一例说明：一名子宫脱垂患者，根据垂直方向的腔室定位系统，子宫定位于中盆腔，中部的结缔组织结构包括耻骨宫颈筋膜、盆筋膜腱弓、宫颈环等结构。根据水平方向的平面来看，子宫应处于平面1，这一平面的结缔组织结构包括骶韧带和耻骨宫颈筋膜。而按照DeLancey的"阴道三水平支持"理论，子宫的支持应该是Ⅰ水平即顶端支持，由骶韧带和主韧带构成的主骶韧带复合体来垂直支持子宫。从前面的这些描述中我们发现三水平和三平面会有一些冲突，三腔室和三平面也难以统一，容易显得杂乱，令人困惑。而这种定位诊断与重建术式之间缺乏一致性问题，给医生的理解带来相当大的难度。此外，Petros 最初研究的出发点主要是解决尿失禁的问题，关注的是尿道的支持与功能，在此过程中发展创立了整体理论，扩展到整个 POP 的范畴，还是存在一定的不足。

为此，有必要建立一个相对简单、实用的定位方法。笔者站在巨人的肩膀上学习、融合前人的经验，尝试将定位诊断系统进一步简化并有机统一，更简单和直观地去理解阴道脱垂与支持结构之间的对应关系。

21. "阴道分段支持"理论的建立

据笔者前面所述的"阴道不脱垂则盆腔器官不脱垂"理念，阴道主要是由阴道支持系统中的 8 个结缔组织结构所承托而保持在正常位置，这应该没有异议（因重建手术中不涉及盆底肌，因此不在此讨论盆底肌）。那么，这些结构分别分布在阴道哪个区域？又是如何进行分工的呢？通过前面的学习与分析，我们可以明确这些结构各自的分布位置及其承担的相应功能。阴道从前壁的起点（处女膜缘）开始，经穹隆再到后壁的出口处（处女膜缘）为止，可划分为 5 个节段，其每个节段相对独立，由不同的筋膜所覆盖，并由不同的韧带所提拉，犹如铁路警察各管一段；但其实相互之间又可相互影响，一个部位的脱垂如果得不到及时纠正，则可以继发其他部位乃至整个阴道的脱垂，所谓牵一发而动全身。由此，笔者提出"阴道分段支持"理论（图3），即根据解剖学特点，阴道可划分为5个节段，相对独立的结缔组织结构为每个节段提供支持，而又相互联系形成一个整体以支持整个阴道，单一支持结构的缺陷可先导致相应阴道节段的脱垂，远期则可继发阴道的整体脱垂。这一理论的提出并非凭空而生，是建立在 Petros 与 DeLancey 等前人的基础与学说之上的，学习其精神，提炼其理念的结果。图3分别由黄、红、灰、白、绿和黑等不同颜色代表不同的阴道节段，以下将分别对各阴道节段的界定、相对应的结缔组织支持结构及其临床意义做一详细阐述。

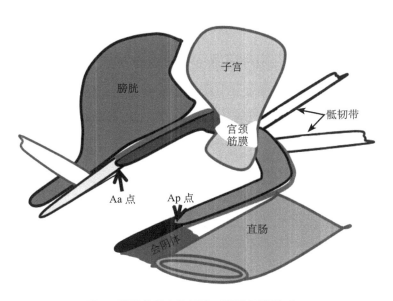

图3　阴道分段支持示意（彩图见彩插2）

22. 阴道前壁下段及其支持结构的解剖学界定

阴道前壁下段是指从阴道前壁处女膜缘到上方 3 cm 处（即 POP-Q 的 Aa 点）。因其外侧毗邻的是尿道，亦可称尿道段。据解剖学统计，尿道长 3.5 ～ 4.5 cm，尿道的 20% 左右在膀胱逼尿肌内，80% 也就是 3 cm 左右在膀胱外，Aa 点与膀胱颈基本处于同一水平。根据传统理论，该段阴道主要由耻骨尿道韧带和尿道下方的吊床两个结缔组织结构支持（图 4）。吊床在 DeLancey 的吊床理论中包括整个尿道下方的结缔组织和阴道壁，亦称尿道下阴道。由于黏膜通常不包括在发挥支持作用的结缔组织结构范畴，故笔者以为，吊床应界定为尿道下方除黏膜层以外的阴道壁，吊床介于尿道与阴道壁之间，通常界限不清，内富含丰富的血管和神经，两侧与盆内筋膜（主要是耻骨尿道韧带）连接、附着或融合。耻骨尿道韧带起源于耻骨联合背面的下端，呈扇形下降，其中间部分附着在尿道中段，侧方与耻骨尾骨肌和尿道下的吊床附着，对阴道前壁下段提供一个耻骨方向的被动牵拉支持。PUL 与吊床的共同支持，维持了尿道与膀胱正常的夹角，有效保证了尿控机制的完整。应该说，耻骨尿道韧带和尿道下吊床这两个结构及其功能得到绝大部分临床解剖学家及临床医生的公认，几乎没有争议。

临床意义：阴道前壁下段由 PUL 和尿道下吊床提供支持，如果 PUL 和（或）尿道下吊床发生缺陷（断裂或松弛），阴道前壁下段将出现下垂，继而尿道失去支撑而膨出，膀胱与尿道的夹角出现改变，临床通常表现为张力性尿失禁。当然，在此要提醒大家的是，压力性尿失禁的发病机制非常复杂，有时并非单一的尿道支持结构缺陷因素所致，也有部分是由于尿道内括约肌功能障碍（intrinsic sphincter deficiency，ISD）所致，还包括盆腔血管和自主神经的问题等，需要仔细鉴别。

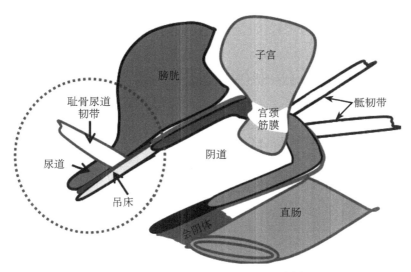

图4　阴道前壁下段支持示意（彩图见彩插3）

23. 阴道前壁上段及其支持结构的解剖学界定

阴道前壁上段是指从阴道前壁距处女膜3 cm（即Aa点）处到宫颈前壁，因其外侧毗邻的是膀胱，亦可称膀胱段。整体理论及部分临床解剖学家认为，膀胱与阴道前壁之间存在一层相对致密的筋膜，即耻骨宫颈筋膜（PCF），其向上与宫颈筋膜前半部汇集后再与主韧带融合，两侧与覆于肛提肌表面的盆内筋膜附着、交织和融合后并悬吊于盆筋膜腱弓（ATFP）。ATFP实际上由盆内筋膜增厚而成，起于耻骨联合后方，止于坐骨棘，结构致密，是盆内筋膜的锚定点。AFTP与PCF共同为该段阴道前壁提供侧方水平被动支持，同时PCF向上与宫颈筋膜和主韧带的汇集或融合，则提供了顶端支持。因此，阴道前壁上段同时得到来自顶端和侧方的支持。

临床意义：根据阴道脱垂的发生机制，阴道前壁上段脱垂必然是阴道前壁上段的支持结构发生了缺陷，也就是PCF和（或）ATFP发生了缺陷，而ATFP作为起止于盆骨的致密结缔组织结构，几乎不发生缺陷，临床基本没有见到ATFP发生缺陷的病例。阴道前壁脱垂主要与PCF缺陷有关，而PCF缺陷发生部位的不同，阴道前壁脱垂的临床特征亦会有差异。中央缺陷是指PCF覆盖阴道前壁的部分发生缺陷，膀胱在腹压作用下突破筋膜进入到筋膜下方的阴道黏膜外，随着膨出增大，黏膜皱襞逐渐被伸展、扁平乃至消失。旁侧缺陷是指PCF至盆筋膜腱弓（ATFP）之间的那部分筋膜发生了缺陷，阴道失去了侧方的支持和塌陷，膀胱从阴道侧方压迫阴道前壁而表现为脱垂，由于阴道壁的筋膜保持完整，阴道壁的整体形态得以保持正常，故黏膜皱襞一般不消失。横向缺陷指的是PCF与宫颈筋膜融合部位发生了断裂，膀胱（或肠管，但较罕见）从阴道靠宫颈侧的高位突入到阴道黏膜下，表现出阴道前壁脱垂，其与中央缺陷类似，只不过是缺陷位置相对更高，因此，黏膜皱襞也随着程度不同而伸展、扁平或消失。

24. 关于耻骨宫颈筋膜的争议

对于 PCF 这一结构是否存在，目前仍具有比较大的争议。对于膀胱壁与阴道前壁之间是否存在独立的筋膜层结构，无论是在影像学、新鲜尸体解剖组织学和临床手术实践中，都还缺乏很肯定的证据。

大量的组织解剖学信息告诉我们，膀胱壁由黏膜层、黏膜下层、泌尿肌层三层结构所构成。膀胱黏膜层为移形上皮层，膀胱排空时变成皱褶，充盈时则高度扁平。膀胱黏膜下层为疏松的结缔组织，随膀胱充盈或排空具有很大的伸展性。泌尿肌层主要是逼尿肌，呈内纵、中环与外纵分布，同样具有较大的伸展性。实际上，膀胱就是一个没有固定形态的器官，其外周包括后壁，并没有所谓致密的结缔组织层（筋膜）包绕，随着尿液的多少和相邻组织器官的形态变化而变化。阴道壁在组织学上分为黏膜层、肌层和纤维组织层，黏膜层由复层鳞状上皮组成，具有较多的横向皱襞，具有较大的伸展性；肌层由内环、外纵两层平滑肌构成；纤维组织层为相对致密的结缔组织层，主要由弹力纤维和胶原蛋白构成，并与平滑肌层紧密贴附，是维持阴道形态的主要结构。

在临床手术与尸体解剖过程中，打开膀胱腹膜反折，可准确找到并分离膀胱阴道间隙，前方见膀胱壁，后方见阴道壁，间隙内只有一些疏松结缔组织充填，未曾见其他独立的、致密的筋膜层样结构。部分临床解剖学家的研究（Donna Mazloomdoost 等，2017）也显示，对新鲜女性尸体的膀胱黏膜层到阴道前壁黏膜层进行全层染色和观察，未证实两者之间存在独立的筋膜层结构。

25. 阴道前筋膜概念的建立

由上所述，笔者认为，独立的耻骨宫颈筋膜也许并不存在，或者是将膀胱壁或阴道壁的某些层次误认为独立的筋膜层。那么我们该如何去理解阴道前壁膨出的发生机制呢？

根据前述阴道脱垂的发生机制，阴道前壁上段脱垂必然是阴道前壁上段的支持结构发生了缺陷，也就是 PCF 和（或）ATFP 发生了缺陷。然而，由于现在组织解剖学上并不支持 PCF 这一结构的确定存在，那应该如何理解阴道前壁上段的支持呢？根据前面所述已知，膀胱本身没有相应的支持结构，膀胱膨出与否取决于阴道前壁的支持。阴道壁由黏膜层、平滑肌层和弹力纤维层所构成，黏膜层和平滑肌层并不属于结缔组织结构，不应该算成所谓的筋膜和韧带，其与侧方支持的结缔组织结构也不存在交织、附着和融合。阴道壁组织学的最外层纤维组织层，向上与宫颈筋膜相延续，两侧通过纤维组织与肛提肌表面的盆内筋膜相互交织在一起。如果将这一层视为耻骨宫颈筋膜，耻骨宫颈筋膜的功能由它来代替，问题即迎刃而解，笔者将其称为阴道前筋膜（anterior vaginal fascia，AVF），其向上与宫颈筋膜融合、汇集，后者给予其垂直方向的支持。两侧并非直接向外延伸锚定于盆筋膜腱弓，而是通过纤维组织与肛提肌表面的盆内筋膜相连接融合，再锚定于盆筋膜腱弓，后者对其提供水平（侧方）方向的支持。同时，两者的连接融合起到了封闭泌尿生殖裂孔的作用。因此，阴道前壁上段的支持主要通过阴道前筋膜顶端宫颈筋膜的垂直支持和侧方盆内筋膜的水平支持来共同完成（图 5 至图 7）。在此过程中，阴道前筋膜的完整性及其与宫颈筋膜、侧方盆内筋膜之间的正常连接融合至为关键。

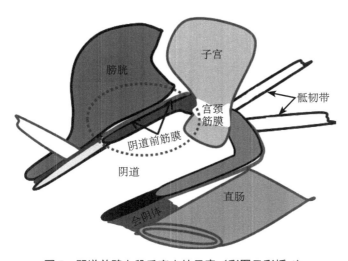

图 5　阴道前壁上段垂直支持示意（彩图见彩插 4）

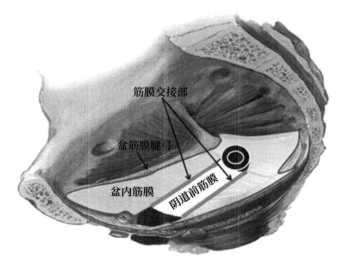

图 6　阴道前壁上段侧方支持示意（彩图见彩插 5）

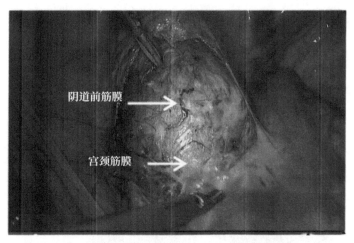

图 7　阴道前壁筋膜与宫颈筋膜汇集、融合（彩图见彩插 6）

临床意义：在上述概念的基础上，笔者以阴道前筋膜来代替耻骨宫颈筋膜，同样可以解释临床存在的阴道前壁脱垂的三种不同表现形式。

（1）中央缺陷对应的是阴道前筋膜本身发生了缺陷，膀胱在腹压的作用下突破筋膜进入筋膜下方的阴道黏膜外，随着膨出增大，黏膜皱襞逐渐被伸展、扁平乃至消失。

（2）旁侧缺陷对应的是阴道前筋膜与盆内筋膜等侧方支持结构之间的纤维交织连接部或者侧方支持结构本身发生了缺陷，膀胱从阴道与肛提肌之间的泌尿生殖道裂隙突入压迫阴道前壁而表现为脱垂，由于前壁筋膜保持完整，阴道壁的整体形态得以保持正常，故黏膜皱襞不消失。

（3）横向缺陷则对应的是前壁筋膜与宫颈筋膜融合部位发生了断裂，故膀胱或肠管从紧邻宫颈前唇的较高位置突入到阴道黏膜下，表现为高位的阴道前壁脱垂，黏膜皱襞也随着程度不同而伸展、扁平或消失。

26. 阴道顶端及其支持结构的解剖学界定

阴道顶端是指子宫颈与宫颈周围环，对于子宫切除术后患者指的是阴道顶端瘢痕处，也可称之为阴道顶端。阴道顶端的支持结构主要有骶韧带和宫颈环（图 8）。骶韧带的矢状截面呈梯形，起于第 2 ～ 第 4 骶骨（S2 ～ S4）盆侧骨面，也有插入到骶棘韧带复合体的骶骨端者，止于宫颈筋膜后方两侧，其多数情况下会有部分韧带附着于阴道后穹隆部的筋膜。宫颈环是宫颈筋膜及其与之附着的筋膜和韧带近端部分的统称，其中宫颈筋膜位于宫颈浆膜下方，与间质层分界不清，环绕宫颈一周。阴道前筋膜和阴道后筋膜向上与宫颈筋膜相汇集、融合（图9）。宫颈环本身并不提供垂直支持力量，但在骶韧带与阴道前后筋膜间起到桥接的作用。因此，阴道顶端支持主要由骶韧带向上提拉宫颈环来实现，由于阴道前、后壁筋膜与之融合，故同时对阴道前、后壁提供垂直方向的支持。

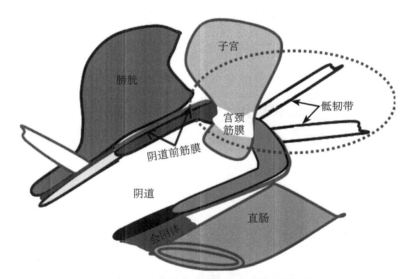

图8　阴道顶端支持示意（彩图见彩插7）

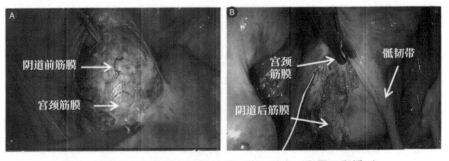

图9　阴道前后壁筋膜与宫颈筋膜汇集、融合（彩图见彩插8）

临床意义：阴道顶端由骶韧带和宫颈环（主要是宫颈筋膜）提供支持。其中只要宫颈未被切除，宫颈筋膜的功能一般情况都处于正常状态。若宫颈被切除，则阴道前、后壁的筋膜失去了向上与宫颈筋膜的桥接，也就失去了其与骶韧带的联系，骶韧带对阴道顶端的支持可能只剩下附着在阴道后壁筋膜的那一小部分韧带，大部分的顶端支持将丢失。如果骶韧带出现缺陷而发生松弛，则无论子宫切除与否，阴道顶端的支持都将丧失，从而导致阴道顶端脱垂。

27. 阴道后壁上段及其支持结构的解剖学界定

阴道后壁上段是指从宫颈后壁至阴道后壁距处女膜缘上方 3 cm 处（即 POP-Q 的 Ap 点处），其后方毗邻的是子宫直肠陷窝和直肠。与阴道前壁的耻骨宫颈筋膜类似，整体理论及部分临床解剖学家认为，在直肠与阴道后壁之间同样存在一层相对致密的结缔组织，即直肠阴道筋膜，也有学者认为就是所谓的邓氏筋膜（Denonvillier's fascia）。该筋膜覆盖于阴道后壁，向上与宫颈筋膜和骶韧带汇集、融合，两侧与侧方支持结构附着融合后锚定于盆筋膜腱弓，为阴道后壁上段主要向上和侧方（水平）的被动支持。

28. 关于直肠阴道筋膜的争议

对于 RVF 是否存在，目前同样存有争议。多数研究认为，解剖组织学发现男性的尿道与直肠前壁之间存在一层筋膜，称之为 Denonvillier 筋膜（邓氏筋膜）。对于女性的阴道后壁与直肠之间是否存在独立的 Denonvillier 筋膜结构，意见不统一，部分专家认为不存在；部分专家则认为存在，尤其是直肠外科医生多认为在直肠与阴道壁之间有这样一层膜状结构，但他们同时也谈到，Denonvillier 筋膜与阴道壁贴附紧密，分离时容易出血，而其与直肠之间界限相对清楚，间隙更为疏松，直肠癌根治术时特别强调找到 Denonvillier 筋膜与直肠之间的间隙最为重要，有助于减少出血。

由上所述，笔者认为，独立的直肠阴道筋膜存在与否，是否就是 Denonvillier 筋膜看来并不重要，因为即便有这么一层筋膜存在，它也与阴道后壁紧紧贴附在一起，难以分离。所以，与阴道前筋膜一样，也可以将 RVF 视为阴道后壁的外层筋膜组织（纤维组织层），笔者称之为阴道后筋膜（posterior vaginal fascia，PVF），其向上与宫颈筋膜融合、汇集，两侧与盆内筋膜等侧方支持结构相交织连接融合（图 9B、图 10）。

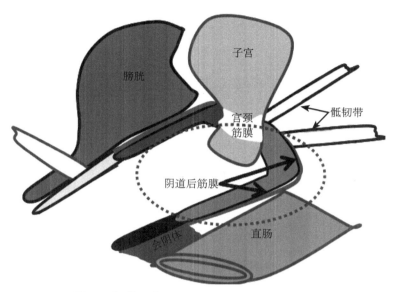

图 10　阴道后壁上段支持示意（彩图见彩插 9）

临床意义：阴道后壁上段的支持主要通过宫颈筋膜与侧方的盆内筋膜对阴道后筋膜的向上及向侧方的牵拉来实现。在此过程中，阴道后筋膜保持完整及其与宫颈筋膜、盆内筋膜相互间联系得以正常维持至为关键。此外，由于阴道后壁上段基本处于水平，匍匐于直肠之上，相对来说，来自顶端的支持比侧方支持更为突出。

另外，在阴道后筋膜的后方，其上半部分毗邻子宫直肠陷窝，没有相应的器官，下半部分则毗邻直肠。因此，阴道后筋膜发生缺陷的位置不同，阴道后壁脱垂的临床特征也会不一样。若其上半部分发生缺陷而薄弱，小肠肠管可能突破薄弱处而形成肠疝（临床上容易误诊为直肠膨出），若其下半部分发生缺陷，则发生传统意义上的阴道后壁膨出，即直肠膨出。

29. 阴道后壁下段及其支持结构的解剖学界定

阴道后壁下段是指从处女膜缘到阴道后壁 3 cm 处之间的远段（POP-Q 的 Ap 点以下段），其外侧毗邻肛管，两者之间有一个广为大家熟知的结缔组织结构——会阴体。会阴体结构呈类三角锥状，比较致密，高约 3 cm（图 11）。

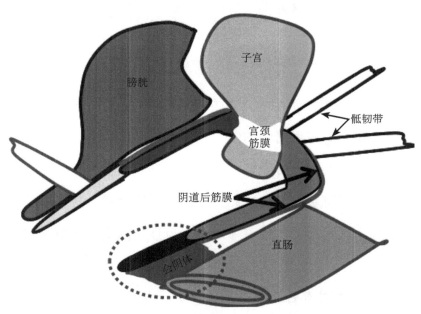

图 11　阴道后壁下段支持示意（彩图见彩插 10）

临床意义：在经典的盆底理论当中，会阴体是重要的阴道远端支持结构，也是维系外阴、阴裂形状的重要结构。事实上，当会阴体重度裂伤时，肛管段并不会向阴道内膨出，但在会阴体损伤后，如果修复效果不佳可以变得菲薄，肛管可以向阴道内膨出。正常会阴体的存在对维持会阴、阴道外口形状和阴道后壁上端有一定的支持，但与后壁上段的脱垂无明显相关性。

综上可知：阴道可以根据解剖学特点划分五个节段，各段分别由各自的支持结构提供支持，只要这些筋膜与韧带结构正常，各节段就不会发生脱垂，从而整个阴道保持在正常位置，其周围的盆腔器官自然也就不会发生脱垂。这就是笔者所称谓的"阴道分段支持"理论。

这一理论的提出，既是基于解剖学的特征，也与 POP-Q 定量分析评估法统一了起来，且与临床阴道脱垂的表型特征建立了相关性，我们从中可以根据阴道脱垂的部位精准地判断出具体发生缺陷的结缔组织结构。同时，由于单一结构缺陷所致的局部脱垂，在足够长时间的腹腔压力的累积作用下，其相邻部位结构承受的压力将会越来越大而发生失代偿，从而继发相邻部位的脱垂乃至阴道的整体脱垂。

30. 常见盆底重建手术的价值及可能存在的问题

根据上述"阴道分段支持"理论，某个支持组织结构发生了缺陷，对应的阴道节段将发生脱垂。反而言之，如果某个阴道节段发生脱垂，意味着其相应的支持结构存在缺陷，在手术中找到该缺陷结构并重建好，我们就能实现阴道的复位。如此我们就可以建立起阴道支持结构 – 阴道脱垂部位 – 临床诊断 – 重建术式四者相互间的线性对应关系。

（1）阴道前壁下段脱垂：由前所述，前壁下段由耻骨尿道韧带和吊床两个结构支持，如果该部位发生脱垂，意味着这两个结构同时或其中之一必然发生了缺陷（松弛）。当然，单纯的阴道前壁下段一般不会脱垂到阴道口以外，于妇科检查时可以见到阴道前壁下段呈现一定程度的塌陷。由于前壁下段毗邻尿道，尿道失去支持而塌陷，其与膀胱的夹角发生了改变，临床常表现为咳嗽、举重物等腹压突然增大时出现溢尿，即张力性尿失禁。反之，对于通过临床表现和尿动力学检查等手段诊断张力性尿失禁的患者，我们即可判断出是耻骨尿道韧带和（或）吊床发生了松弛（图 12）。

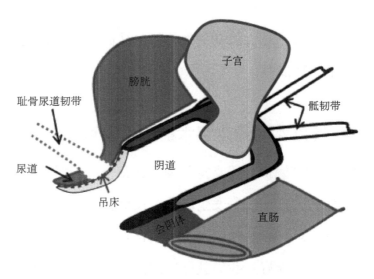

图 12　阴道前壁下段脱垂与机制示意（彩图见彩插 11）

针对性重建耻骨尿道韧带和吊床这两个结构，恢复其对阴道前壁下段的支持，可恢复阴道前壁下段的解剖位置，继而恢复尿道的位置，缓解其张力性尿失禁。目前大多数重建手术也都是通过此机制来治疗张力性尿失禁。下面试举几种抗尿失禁手术来阐明。

① Burch 悬吊手术：将尿道旁的膀胱颈以下的阴道壁筋膜组织（即吊床）用不可吸收线悬吊固定在耻骨梳韧带（Cooper 韧带）上，以重塑耻骨尿道韧带的提拉功能，从而将阴道前壁下段恢复正常的解剖位置。此术式相当于只对耻骨尿道韧带进行了重建（或曰替代），并未对吊床给予相应处理。

②尿道折叠术：虽名为尿道折叠术，但折叠的当然不可能是尿道，否则会出现尿道梗阻，折叠缝合的是尿道下方缺陷或松弛的筋膜组织，从而达到将尿道托举的目的。此术式重建的仅仅是尿道下的阴道筋膜层，即吊床，但未重建耻骨尿道韧带。

③无张力尿道中段悬吊系列术式：包括经阴道无张力尿道中段悬吊术 (tension-free vaginal tape，TVT)、经闭孔经阴道无张力尿道中段悬吊术 (tension-free vaginal tape obturator，TVT-O)、单切口经阴道无张力尿道中段悬吊术 (tension-free vaginal tape secure，TVT-S)、经耻骨后无张力尿道中段吊带术 (tension-free vaginal tape exact，TVT-E) 等术式。将一宽约 10 mm 的人工合成聚丙烯吊带经阴道无张力植入到尿道中段下方与尿道两侧，肉

芽组织长入网孔后与吊带共同形成一永久性悬吊装置，从而达到尿道中段复位的目的。相对于 Burch 悬吊手术与尿道折叠术，该系列手术既恢复了尿道下方的托举，又重塑了尿道两侧的悬吊，等于同时重建了耻骨尿道韧带和吊床，且由于网片持久存在，理论上其会获得更好的远期效果，而临床上也确实如此，目前已成为治疗张力性尿失禁的首选推荐术式。

当然，尿失禁相对于 POP 更为复杂，涉及解剖学、尿动力学、神经电生理学等一系列问题，有时问题不一定那么单纯，临床一旦诊断存在张力性尿失禁，行抗尿失禁手术仍然可能完全或者部分解决患者的症状。

（2）阴道前壁上段脱垂：即临床最常见的阴道前壁膨出或膀胱膨出。据前所述，阴道前壁上段的支持有赖于阴道前筋膜的完整与健康，因此，前壁发生脱垂，意味着阴道前筋膜发生了缺陷（松弛、薄弱、断裂等），根据阴道前壁上段膨出不同，临床特征可以推断前壁筋膜的缺陷部位，临床妇科检查和判断至为重要。如果皱襞展平或消失，提示筋膜中央部位缺陷（图13）；如果皱襞存在则为前壁筋膜与盆内筋膜连接部或者盆内筋膜自身发生了缺陷；如果膀胱高位膨出伴皱襞消失则为筋膜融合处的横向缺陷（图14）。前壁筋膜与侧方筋膜交接部或者侧方筋膜本身发生退变、断裂等缺陷时，膀胱可从缺陷部位凸入该侧阴道壁与泌尿生殖裂孔的缝隙中，压迫阴道壁内突而表现出类似于阴道前壁膨出的症状，由于阴道前筋膜完整，故阴道皱襞不展平和消失（图 15，裂隙和虚线代表发生缺陷处）。

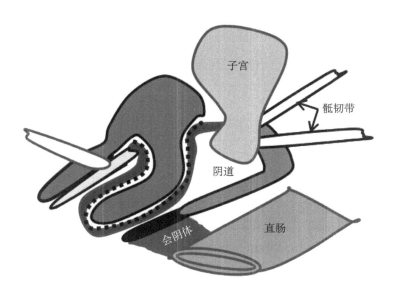

图 13　阴道前壁上段脱垂（中央缺陷）与机制示意（彩图见彩插 12）

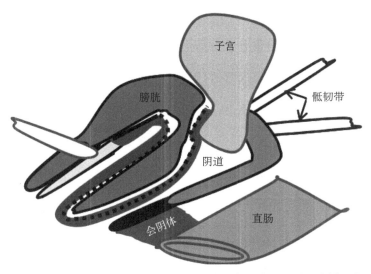

图 14　阴道前壁上段脱垂（横向缺陷）与机制示意（彩图见彩插 13）

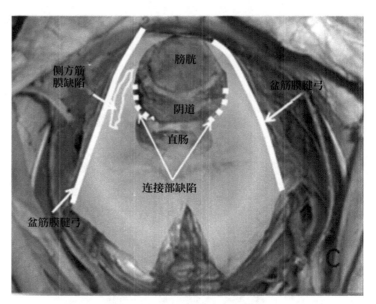

图 15　阴道前壁上段脱垂（旁侧缺陷）与机制示意（彩图见彩插 14）

因此，根据阴道前筋膜缺陷的位置和范围，选择不同的重建方法，使阴道前壁恢复到正常位置，膀胱从而无法突破阴道筋膜层，膀胱自然就恢复其正常位置，膀胱功能也将随之恢复。目前对于阴道前壁膨出的重建术式有很多，疗效参差不齐，究其原因可能是临床对阴道前壁脱垂的类型与发生机制诊断不正确，从而导致选择的重建术式没有真正实现对缺陷结构的矫正。下面试举两种术式加以说明。

①阴道前壁修补术：传统阴道前壁修补术通过中线切开阴道前壁全层，根据膨出程度分离膀胱阴道间隙后切除部分多余的阴道壁，将膀胱外层结缔组织予以荷包缝合缩复，继之分层缝合关闭阴道前壁。这一术式因为切除了部分阴道壁，重新缝合阴道前

筋膜，客观上能缩窄阴道前壁，也能部分修复前壁筋膜，阴道壁可能暂时恢复到正常位置。但有可能存在以下风险：A. 该方式只对中央型缺陷和高位横向缺陷类型的脱垂有效，对侧方筋膜支持结构所致的旁侧缺陷型前壁脱垂没有达到重建目的，复发可能会比较早。B. 即便对于中央缺陷和高位缺陷型的前壁脱垂，由于经阴难以确定筋膜缺陷的范围，只是凭经验对膨隆阴道壁进行切除，筋膜的重建就可能做得不到位或者不足够，其中远期复发可能大。

②经阴网片前盆重建术（anterior-TVM）：10 年前，经阴网片盆底重建术（Prolift）系列术式开展比较多，其中就包括前盆重建术（A-Prolift），它在膀胱与阴道间隙内植入一张人工合成聚丙烯网片，并经由细长网带穿过盆筋膜腱弓进行锚定，使阴道前壁恢复到正常位置，因肉芽组织长入网孔，与网带一起形成一永久性的瘢痕支撑。该术式由于网片完全覆盖了包括缺陷区域的整个阴道前壁上段，且永久性存在于此间隙形成支架作用，从而最大限度地减少了膀胱再次膨入到阴道黏膜层，如果手术操作到位，也未发生网片的暴露和（或）侵蚀，其解剖复位会更好，脱垂复发率和需要重复手术的概率都将较传统术式降低。笔者以为，网片法与其说重建了阴道前筋膜，不如说替代了筋膜更为恰当。TVM 术式对三种前壁筋膜缺陷都具有重建作用，所以理论上对三种类型的前壁脱垂也都是有效的。遗憾的是，因网片引发

的安全性问题超出了 FDA 的接受范围。2019 年 4 月，美国 FDA 叫停了经阴网片在全美市场的销售，这对我们国内医生的决策必然也会产生影响。

（3）阴道后壁上段脱垂：与前壁类似，阴道后筋膜（PVF）的完整与健康，维持着阴道后壁上段的正常位置。由于盆膈以上的阴道几乎平躺于直肠上，其下方就是坚韧的提肛板，有力地托举着阴道后壁，当腹腔压力增大时，经过传导的衰减，阴道后壁所承受的压力很小，也容易分散到周围，因此发生后壁脱垂的概率明显要低于阴道前壁。但正如前所述，阴道后壁近宫颈侧有一段的后方为道格拉斯窝，没有器官毗邻，其薄弱后容易形成肠疝，而非直肠膨出。而如果是直肠膨出，则意味着阴道后筋膜的下半部分发生了缺陷，直肠突入到筋膜下方，使黏膜皱襞逐渐展平、延长，这是临床相对多见的后壁脱垂类型（图 16）。因此，在重建阴道后筋膜，恢复阴道后壁正常位置之前，必须充分判断究竟是阴道后筋膜的哪一段发生了缺陷抑或是全段缺陷。毗邻直肠段的阴道后壁脱垂通常采用的重建方法就是阴道后壁修补术或桥式修补术，一般可以很好地解决问题。目前 ACOG、英国 NICE 等发布的临床实践指南均不推荐后壁脱垂使用网片修复，既不改善预后，还增加了相应的并发症。但特别需要指出的是，对于肠疝，虽然后壁膨出的位置相对更高，一般直肠不会明显膨出，但单纯通过体格检查比较难以与直肠段的阴道后壁膨出鉴别，由于膨出的疝囊内多是小肠肠管，通过胃肠道造影有助于诊断（图 17）。传统的阴道后壁修补往往解决不了问题，容易出现早期复发，需行疝囊高位结扎与后穹隆成形才能重建此段后筋膜的稳定并降低其复发率。临床上阴道后壁上段整体脱垂的情况较多见，单纯的肠疝和直肠段膨出少见，需特别注意。

①阴道后壁修补术：与前壁修补的方法和机制类似，也存在同样的问题，但不如前壁问题明显。

②阴道后壁桥式修补术：将膨出的后壁黏膜中央部分给予电灼，使腺体干燥脱水后内翻缝合形成组织桥，周边筋膜与黏膜分层缝合将组织桥覆盖。该术式在单纯修补的基础上增加了一层阴道壁，理论上可使阴道后筋膜更为牢固。

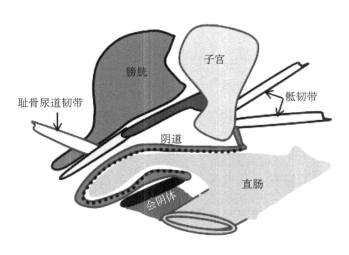

图 16　阴道后壁直肠段脱垂与机制示意（彩图见彩插 15）

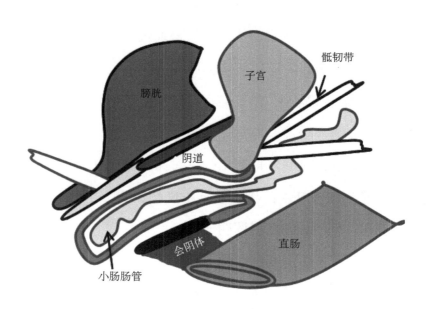

图 17　肠疝与机制示意（彩图见彩插 16）

（4）阴道顶端脱垂：即子宫脱垂或子宫切除术后阴道穹隆脱垂。骶韧带与宫颈环共同维持阴道顶端的位置。子宫脱垂意味着骶韧带缺陷（松弛、退变等）（图 18A）。阴道穹隆脱垂则还需注意因宫颈环切除失去了其桥接作用，所以包含了骶韧带和宫颈环两个方面的缺陷（图 18B）。因此，对不切除子宫者，单纯实施骶韧带重建，需注意骶韧带与宫颈筋膜附着处的重新加固。对切除子宫者，则需同时实施骶韧带和宫颈环的重建，并重新建立骶韧带与阴道壁前、后筋膜间的桥接，方可使宫颈和（或）阴道穹隆位置恢复正常。另外，子宫脱垂需要注意与宫颈延长相鉴别。主要通过 POP-Q 的C、D 点间距离和妇检触摸宫颈长度来判断，必要时行盆腔 MR 或CT 检查。目前顶端支持重建的术式主要有如下几类。

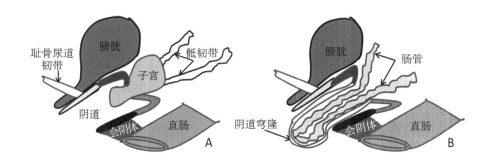

A：子宫脱垂；B：穹隆脱垂

图18　阴道顶端脱垂与机制示意（彩图见彩插17）

①高位骶韧带悬吊术（high uterosacral ligament suspension，HUS）：这应该是传统顶端重建手术中最符合生理重塑的手术术式。重建的机制是将宫颈侧的部分骶韧带进行缝合缩短、加强，使宫颈回升到坐骨棘水平，但本术式只对部分骶韧带进行重建，短期效果尚可，但随着时间推移，未重建的部分仍可能逐渐退化而松弛，导致顶端脱垂复发。

②经阴骶棘韧带固定术（sacrospinous ligament fixation，SSLF）：SSLF是通过不可吸收线和后期形成的瘢痕组织共同将阴道顶端悬吊于骶棘韧带上。如果手术掌握到位，疗效是比较确切的。因其重建的机制是使用不可吸收线替代骶韧带的顶端支持悬吊功能，故严格来说不属于自体组织修复。单侧SSLF可以改变阴道生理轴向，但轴向的变化是否会引发患者不适尚无定论。此外，由于骶棘韧带背侧及两端均有血管和神经行经，缝合时需要技巧和特别加以注意，以规避潜在的风险，详细情况参见"盆

底重建手术的新实践"相关内容。

③骶骨固定术（sacrocolpopexy，SC）：SC 是通过网片将阴道顶端与骶骨前纵韧带相桥接而实现悬吊，其重建的机制是使用网片替代骶韧带及宫颈环的顶端支持功能，疗效可靠而持久，是目前中盆腔脱垂（即顶端脱垂）的金标准术式，但有网片暴露、侵蚀的潜在风险。

（5）阴道后壁下段脱垂：阴道后壁下段由于会阴体的存在及肛管段内本身压力低的影响，几乎不出现膨出；但小部分患者由于会阴体损伤后的萎缩退化，引起肛管黏膜向阴道膨出，需要重建会阴体及阴道后壁下段（图 19）。重建方式主要是会阴修补术，重建时注意按层次修补到足够的高度和厚度即可。

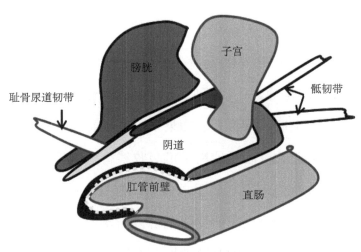

图 19　阴道后壁下段脱垂与机制示意（彩图见彩插 18）

（6）阴道多节段脱垂：临床上常可见阴道多个节段同时脱

垂，其中以阴道顶端脱垂合并前壁脱垂最为多见（图20）。多节段脱垂意味着相应的支持结构同时发生了缺陷，需要同时进行重建。如图20所示的阴道穹隆合并前后壁上段脱垂，需要整体重建。

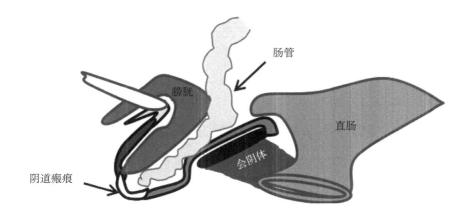

图20　阴道多节段脱垂与机制示意（彩图见彩插19）

盆底重建手术的评价方法与标准

盆底重建手术众多，以针对阴道顶端脱垂的重建术式为例，就有阴式子宫切除、曼彻斯特手术、骶棘韧带固定术、（高位）骶韧带悬吊术、McCall 后穹隆成形术、阴道（子宫）骶骨固定术、后路经阴网片重建悬吊（P-IVS）等不下十余种术式选择。这种"盛况"一方面反映了医生巨大的创新力；另一方面也折射出理想术式的匮乏。那么，对于各种具体手术方式，除了所谓的临床大样本随机对照试验（randomized controlled trial，RCT）来验证其疗效与安全性，能不能有某个方法来评价其合理性，以避免从一开始就误入歧途呢？我们常寄希望于这样那样的临床诊治指南，但良好的循证医学证据并不总是那么容易得到，所以推荐的级别也并不总是那么高，很多问题并没有明确的答案。在 ACOG 最近更新的 POP 临床实践指南（2019）中，基于良好和一致的科学证据（A 级）的推荐仅有可怜的 3 条：①在自体组织修复术中，高位骶韧带悬吊术与骶棘韧带固定术在解剖学复位、功能恢复及术后并发症等方面没有显著性差异；②在处理阴道后壁脱垂时，使用合成网片或生物移植材料的手术并没有改善预后；③在处理阴道前壁脱垂时，使用合成聚丙烯网片与自体组织前壁修复相比，能够提高解剖复位和主观治愈率，但是一些并发症的发生率也会增加。因此，在芸芸众术之中，我们仍有很多时候不知如何决策。基于此，笔者尝试根据自己对盆底的粗浅理解，初步提出一个评价盆底重建手术合理性的方法与标准——浮船式阴道支持评价法。

31. 浮船式阴道支持评价法

我们先回顾一下前面 Norton PA 那个"坞船比喻"。船能稳定浮于水面是靠水和系泊用具共同的支持实现的。其中水包括盆底肌及其附着的筋膜，但如果水被抽干，船的重量将全部由系泊用具来支撑，而此时如果系泊用具断裂或者拉长，小船将随着水位的下降而下降甚至掉到河床上。将阴道比喻为船，那么肛提肌及其表面附着起托举作用的盆内筋膜就是水，起悬吊作用的筋膜、韧带及其锚定点就是系泊工具。

在"坞船比喻"的基础上，我们做一适当延伸和细化，船要浮于水面，需要水和系泊用具两方面的共同支持。系泊用具实际上包括缆绳及其两端的固定系统，其一端是锚，另一端是船上的索扣（为方便起见，以下笔者将索扣均称为环），即锚、绳、环三者。因此，船的稳定取决于四个因素，即水、绳、锚、环。四个因素必须同时保持正常状态，船方能保持在正常位置。水、绳、锚、环这四个因素组成一个有机的、相互影响的统一体，任何一个因素出现问题，船即可能下沉（图 21）。

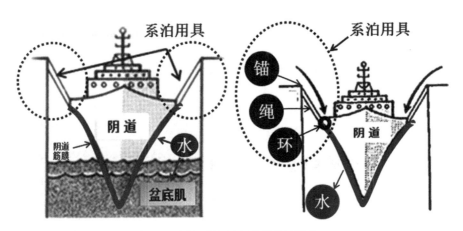

图 21　浮船式阴道支持评价法模式

由上可推论，阴道这艘"小船"保持在正常位置，是因为阴道支持结构中的每一支持结构分别承担着类似于锚、水、环、绳的功能，且相互间保持协调与统一。

（1）锚：既然是锚定之处，那就是力量之源，首要是稳固，所以，盆底发挥锚定作用的结构一定是非常坚韧的结构。无疑，在盆腔范围，盆骨及起止点均为盆骨的致密结缔组织（筋膜或韧带），是最佳的锚定点。实际上，盆底的生理锚定点主要有几处：骶骨前表面（骶韧带的锚定点）；盆筋膜腱弓（耻骨宫颈筋膜、盆内筋膜的锚定点）；耻骨后表面（耻骨尿道韧带的锚定点）。再来看看目前一些经典的盆底重建手术选择的锚定点：骶骨或者骶前纵韧带（阴道骶骨固定术选择的锚定点）；骶棘韧带（经阴骶棘韧带固定术的锚定点）；耻骨梳韧带（Burch 悬吊术的锚定点）等，这些锚定点的选择也都符合上述标准，所以也都是合理的、可靠的。根据这一标准，那些活动度大、弹性强、张力小的结构自然不能作为理想的锚定点。如果重建手术选择腹壁、肌肉或者其他不够坚韧的韧带等结构作为锚定点，是需要斟酌的。

（2）水：对于船，水绕于四周，通过浮力将其托举起来。在 Norton PA 的"坞船比喻"中，水是包括盆底肌及其肌肉附着于盆壁的筋膜与韧带这两部分的，而我们也知道，盆底肌是阴道支持中关键性的力量。但在盆底重建手术中，并不涉及盆底肌的重建，筋膜与韧带才是重建的核心。所以，我们只在此讨论承担"水"这一角色的那部分结缔组织。那么哪些结构发挥"水"的功能呢？在阴道支持的八大结缔组织结构中，阴道前筋膜、阴道后筋膜、尿道下阴道（吊床）、会阴体这四个结构包绕覆盖于阴道前后壁，起到的正是承托阴道的作用，同时在一定程度上维持阴道形状。根据前一章节所述，阴道前后壁脱垂多与阴道前后壁的筋膜缺陷有关，例如，阴道前筋膜缺陷导致阴道前壁上段脱垂（中央缺陷或者高位缺陷）；阴道后筋膜缺陷导致后壁上段脱垂（直肠膨出、肠疝）；吊床缺陷导致阴道前壁下端脱垂；会阴体的菲薄导致肛管膨出。

（3）环：环作为船上固定绳的部件，必须完整存在，既需要与绳牢牢相扣，不能脱落，又要与船相连，不能撕脱，起到桥接两者（水与绳）的作用。在阴道支持结构中，起到上述类似功能的是宫颈环（宫颈筋膜及其附属结构）。阴道前筋膜和阴道后筋膜均向上汇集融合于宫颈筋膜，顶端支持至关重要的骶韧带止于宫颈筋膜，也是起到一个承上启下的桥接作用。如果，宫颈被切除，骶韧带与阴道前后壁筋膜的联系可能中断，使阴道失去了来自顶端的支持，从而表现出穹隆脱垂。如果阴道前壁或后壁筋膜与宫颈筋膜在汇集处发生撕裂而松弛，即可能表现出阴道前壁高位膨出或穹隆疝。

（4）绳：绳起于锚，止于环，是系泊用具中非常重要的部分，也是最容易损伤的结构，其长度和韧性保持正常至为关键。在阴道支持结构中，起于锚定点，止于阴道壁筋膜，将阴道牵拉固定的韧带或筋膜都可称之为绳，如顶端支持的骶韧带、水平支持的耻骨尿道韧带、侧方支持的盆内筋膜等。绳的缺陷较为常见，如骶韧带的松弛导致子宫脱垂；耻骨尿道韧带的松弛导致阴道前壁下端脱垂；侧方支持筋膜松弛导致阴道前壁上段脱垂（旁侧缺陷型）。

　　综上所述，阴道支持结构中，吊床、阴道前筋膜、会阴体及阴道后筋膜等结构像"水"一样紧紧包绕托举着阴道前后壁，侧壁与肛提肌表面的盆内筋膜（绳）交织连接锚定于盆筋膜腱弓（锚），提供了侧方的水平支持，向上则汇集融合于宫颈筋膜（环）后经由骶韧带（绳）悬吊锚定于骶骨（锚），接受顶端的垂直支持。以上锚、绳、环、水既相互独立，又相互联系，在发挥各自作用的基础上协调统一，形成对阴道整体的支持。可因某一结构的缺陷导致相应的脱垂，也可因互相之间联系的中断而发生相应的脱垂。所以，既要保持每一结构的完整与健康，也要保持相互之间的连接不被断裂。这就是笔者用来衡量盆底支持是否正常的"浮船式阴道支持评价法"。

32. "浮船式阴道支持评价法"的标准

　　阴道脱垂源于阴道支持系统中的结缔组织结构发生松弛或缺陷，通过对松弛及缺陷的结缔组织结构进行恢复性重建，阴道即可恢复到正常位置，这是盆底重建手术的基本原则和机制。目前结构的重建主要通过两种策略来实现：①利用自体组织进行重建，恢复缺陷自体组织的长度和张力等；②使用网片材料重建或替代缺陷的自体组织。不管何种策略，重建的疗效取决于诊断的准确性，该患者究竟是锚、绳、环、水中哪个结构发生了缺陷？是否针对性地重建了这些结构？重建时是否能实现有效而持久的阴道支持。具体评价的标准包括：①选择的锚定点（锚）是否稳固；②重建或者替代的韧带或筋膜（绳）是否能坚韧而持久；③是否保持或者重建了船与绳之间起桥接作用的宫颈（环）；④阴道前后壁筋膜、吊床、会阴体等"水"性结构是否恢复了原来的完整和张力；⑤锚、绳、环、水之间是否形成了一个有机的整体。

33. "浮船式阴道支持评价法"在临床的应用

自体组织盆底重建手术多是将缺陷的自体组织采取原位重建（如阴道前后壁修补术、高位骶韧带缩短/悬吊术），也有少部分进行异位重建（如骶棘韧带固定术、曼彻斯特手术）；然而目前自体组织原位重建最大的问题是多数实施了部分重建，没有注意或无法实施缺陷区域的全部或全程重建。

对于自体组织已经难以重建，或者反复复发的患者，需要实施使用网片的盆底重建手术。这类手术提高了解剖学的复位率，一定程度上降低了远期的复发率。目前市场上网片主要有人工合成网片和生物移植物两类，两者各有优缺点。前者疗效持久，但体内终身留有异物，网片相关并发症多；后者一定时间后可被吸收，但存在疗效难以永久、相对价格昂贵、有潜在的免疫原性和传染源的缺点。理想的移植物应该具有化学及生理特性的稳定、不致癌、非免疫原性、有一定的机械强度、不被机体组织改变、容易获得、不昂贵、不发生感染、不收缩、柔韧性好、形态多样等优点，遗憾的是，目前还没有符合上述所有条件的理想移植物，综合来看，现选择合成网片居多。

合成网片可经腹和经阴两种途径放置。近年来，由于经阴网片手术发生的并发症相对较多，美国 FDA 自 2011 年开始多次发布警告，并于 2019 年 4 月叫停了经阴网片在全美的销售。受其影响，全球的经阴网片手术医生也在不断总结和反思，总体手术开展数量大幅减少。由于 FDA 的禁令并未包括经腹放置网片的手术，该类手术得以继续开展，基本不受影响甚至有所增加。下面对各类常见重建手术采用"浮船式阴道支持评价法"来衡量其是否符合重建原则，并对其远期疗效做一预判。

（1）阴道前壁修补术

①适应证：阴道前壁脱垂。

②缺陷的结构：阴道前筋膜（水）。

③手术关键步骤：切除部分扩张的阴道壁，然后将膨出的膀胱肌层做一次或多次荷包缝合助其回缩，最后将剩余的阴道壁分层缝合即可。

④修复机制：重建了发生缺陷的前壁筋膜（水），锚、绳、环及各自间的联系都没有改变。

⑤可能存在问题：因仅重建了前壁筋膜（水），而筋膜与宫颈筋膜（环）之间的桥接没有重建。阴道前筋膜重建是否到位，

取决于筋膜重建是否完全，而后者又取决于对缺陷范围准确的判断。具体到每例患者，涉及两个方面的问题：一是其前壁筋膜与宫颈筋膜融合处有无缺陷？如果有，那么就需要同时重建前壁筋膜与宫颈筋膜的连接。二是前壁筋膜发生缺陷的范围能否准确进行评估？一般来讲，我们通常根据膨出的程度进行相应的阴道壁切除和阴道缩复。在此过程中如果正好把发生缺陷的区域全部切除，则重建后的筋膜均为张力正常的健康筋膜，预示可以获得理想的重建效果。如果残留有缺陷区域，重建后的筋膜将留有薄弱之处，即有复发的隐患。此外，如前所述，造成膀胱膨出的原因不在膀胱，而是因为阴道前筋膜的缺陷，故术中对膀胱肌层外组织进行荷包缝合的意义值得商榷。

（2）高位骶韧带悬吊术

①适应证：阴道顶端脱垂（子宫脱垂、阴道穹隆脱垂）。

②缺陷的结构：骶韧带（绳）。

③手术关键步骤：将宫颈侧的部分骶韧带用不可吸收缝线进行缝扎缩短，使骶韧带恢复到初始长度，并强化其与阴道后壁的提吊，将脱垂的阴道顶端 [宫颈和（或）阴道穹隆] 复位到坐骨棘及以上水平。

④修复机制：重建了部分骶韧带（绳），同时加强骶韧带与宫颈筋膜（环）的联系。

⑤可能存在问题：这一术式是及时有效的，但由于手术仅对

USL（绳）实施了部分重建，随着时间的推移，骶骨侧的剩余部分韧带将有可能出现潜在的退变或松弛风险，继而导致阴道顶端脱垂的复发。

（3）经阴骶棘韧带固定术

①适应证：阴道顶端脱垂（子宫脱垂、阴道穹隆脱垂）。

②缺陷的结构：骶韧带（绳）、宫颈筋膜（环）。

③手术关键步骤：用不可吸收缝线将宫颈筋膜或阴道前后壁筋膜顶端的一侧或双侧固定于单侧或双侧骶棘韧带上。

④修复机制：改变了锚定点，锚定于骶棘韧带；放弃了骶韧带（绳）对子宫的支持，改由不可吸收缝线悬吊。如果已实施子宫切除，则因宫颈筋膜（环）不复存在，尤应注意不可吸收缝线与阴道前后壁筋膜顶端的缝合固定。

⑤可能存在问题：该术式改变了顶端支持的"锚"与"绳"，无子宫者同时还失去了"环"的桥接。手术时需要注意以下几个方面潜在的问题：A.锚定点——骶棘韧带术中定位是否正确；B.在定位正确的基础上，骶棘韧带的固定是否足够稳固；C.阴道侧的缝合固定是否可靠；D.实施单侧固定还是双侧固定，理论上双侧更稳定，复发率更低；E.阴道提吊的张力是否适中，在避免提吊不足的情况下有无注意张力过大所致撕脱的风险。如果以上细节做得都很到位，则说明对此术式真正理解，疗效自然有保障，反之则不然。这也就是为什么不同医生同样实施 SSLF，

其远期疗效会相差较大。

（4）阴式子宫切除术

①适应证：阴道顶端脱垂（子宫脱垂）。

②缺陷的结构：骶韧带（绳）。

③手术关键步骤：经阴道切除脱垂之子宫，阴道残端缝合关闭，部分医生可能会交叉打结主骶韧带。

④修复机制：仅切除脱出的子宫，并未实施相应的顶端支持结构重建。

⑤存在问题：由于在该术式中切除了宫颈（环），骶韧带与阴道顶端的连接桥梁完全或部分被离断，顶端支持不但没有被重建，反而进一步被削弱。有部分术者会将宫旁的主骶韧带、固有韧带进行交叉打结提吊阴道残端，起到一定的顶端重建的作用；但USL的骶骨附着处（锚）和松弛的骶韧带（绳）都没有进行重建，总体来看中远期发生阴道穹隆脱垂的概率较高。

（5）Burch 悬吊术

①适应证：阴道前壁下段脱垂（张力性尿失禁）。

②缺陷的结构：耻骨尿道韧带、尿道下阴道（吊床）。

③手术关键步骤：将尿道中段区域的尿道旁侧的阴道壁（吊床）缝吊锚定于耻骨梳韧带（Cooper 韧带）。

④修复机制：以缝线替代耻骨尿道韧带（绳），同时改变了锚定点位置。

⑤可能存在问题：因耻骨尿道韧带和尿道下阴道（吊床）都可能发生缺陷，本术式仅重建了耻骨尿道韧带，并未重建可能缺陷的吊床，故对于吊床发生缺陷者，其中远期疗效值得怀疑。

（6）骶骨固定术

①适应证：阴道顶端脱垂伴或不伴阴道前后壁脱垂。

②缺陷的结构：随适应证不同而不同，可以是单纯的骶韧带缺陷，也可以合并宫颈筋膜、阴道前后壁筋膜的缺陷。

③手术关键步骤：用合成网片将阴道顶端 +/− 前后壁悬吊并锚定于第一骶骨表面的前纵韧带上。

④修复机制：网片替代了骶韧带（绳）和宫颈筋膜（环），修复了阴道前后壁筋膜（水），改变了锚定点，从锚、绳、环、水四个方面重建了阴道各支持结构。

⑤可能存在问题：从上可知，阴道骶骨固定术从全方位重建了阴道支持结构，且因网片永久性存在，疗效的持久性得到保障。Nygaard 等人对盆底疾病网络（2004）中 98 篇有关骶骨固定术的文章进行了分析，结果显示其对顶端脱垂和多腔室脱垂的成功率分别为 78% ～ 100% 和 58% ～ 100%。平均网片暴露率为 3.4%，结论认为疗效确切，复发率低，风险度可接受。总体来讲，骶骨固定术是目前中盆腔缺陷乃至全盆腔缺陷的金标准术式。当然，由于手术需使用网片，仍然需要特别注意特有的网片暴露、网片侵蚀、感染、疼痛等风险，其发生率与手术路径、手

术技巧等相关。资料显示，经腹腔路径放置的暴露与侵蚀率较经阴或经腹会阴联合放置相对要低。

（7）无张力尿道中段悬吊术（TVT等MUS系列术式）

①适应证：阴道前壁下段脱垂（张力性尿失禁）。

②缺陷的结构：耻骨尿道韧带、尿道下阴道（吊床）。

③手术关键步骤：用合成网带将尿道中段悬吊并穿行固定于耻骨后方或者闭孔内外各层肌肉与筋膜。

④修复机制：网片替代了耻骨尿道韧带（绳）的提拉，加强了吊床（水）的支撑，虽没有了非常稳固的骨性锚定点，但通过网带的倒刺及后期形成的瘢痕可稳定固定于各层肌肉与筋膜组织中。

⑤可能存在问题：本类术式最初是经耻骨后路径植入网带（TVT术等），由于膀胱损伤风险较高（3%～5%），发展出经闭孔路径植入网带（TVT-O术等），后再发展出TVT-A和TVT-E等术式。此类手术同时重建了耻骨尿道韧带（绳）和吊床（水），对于张力性尿失禁(stress urinary incontinence，SUI) 甚至尿道内括约肌功能障碍的疗效是很确定的，可达85%～92%以上。相对来讲，经闭孔途径大大避免了膀胱、直肠、大血管损伤的风险，但也有了更多的腹股沟相关并发症出现，如疼痛、无力和麻木等，随之改良为TVT-A。一些资料显示，经耻骨后途径的疗效更为可靠，尤其是对于复发性SUI患者，为降低膀胱损伤的风

险，将 TVT 术式进一步改良为 TVT-E。所以，对于具体的患者需要医生个体化选择。

（8）使用网片的阴道前壁修补术

①适应证：阴道前壁上段脱垂（阴道前壁膨出）。

②缺陷的结构：阴道前筋膜 +/– 与肛提肌表面的盆内筋膜连接处（在整体理论中是指耻骨宫颈筋膜的中央缺陷或旁侧缺陷）。

③手术关键步骤：用网片引导器将合成网片植入膀胱阴道间隙，并穿过盆筋膜腱弓和骶棘韧带进行锚定。

④修复机制：阴道前筋膜（水）肉芽组织长入网片的网孔后形成瘢痕而重建生成新的筋膜，改变和重新加强了锚定点，锚与水之间的绳（盆内筋膜）也由网带所替代。

⑤可能问题：本类术式是经阴网片重建的常见术式，虽未重建垂直方向的支持，但因为同时全面重建了水平侧方的支持（锚、绳、水），而且提供的张力足够大，所以，无论是否加行顶端支持都不影响远期疗效。对于自体组织重建来讲，无论中央缺陷抑或旁侧缺陷，其解剖复位效果都更为可靠。但目前最大的问题是经阴网片所带来的相关风险并不少见，美国 FDA 也于 2019 年 4 月叫停了所有经阴网片的销售。尽管对于禁令大家看法不一，但我们必须在经阴网片手术技巧、适应证的把握、网片的选择、患者的知情同意等方面做更充分的工作。

盆底重建手术的新实践

前面我们已经知道，目前的盆底重建手术术式非常丰富，但似乎都存在一些问题，有些问题甚至还较为致命。概而言之，主要有两个方面：①由于重建的不彻底导致自体组织重建手术远期容易复发；②由于合成网片等移植物的植入而出现特有并发症，引起了密切关注。那么，能不能找到一个方法，既融合两者的优点，又规避各自的不足，实现安全、长效的盆底重建呢？基于我们对阴道整体与局部支持的理解，结合浮船式阴道支持的理念，笔者在当前部分学者开展的自体组织盆底重建手术基础上，提出了"阴道支持结构原位重建系列手术"的新概念和新术式。与此同时，也对少部分经典的传统盆底重建术式做了一些局部改进。

扫码观看手术图片

34. 阴道支持结构原位重建系列手术的理论基础

基于整体理论的理解和浮船式阴道支持理念，阴道支持结构（锚、绳、环、水）之间是相互联系的整体，某个结构发生缺陷，随着时间的推移必然继发其他相关结构的缺陷，这是一个渐进发展的过程，阴道也从局部脱垂逐步发展到多部位脱垂乃至全阴道脱垂。因此，我们在临床上对阴道脱垂进行诊断和重建时必须了解这一点。在盆底重建时，不但需要重视患者缺陷结构的重建，还要注意重建该结构与相邻结构的联系，笔者称之为缺陷结构全部（涵盖所有缺陷区域）或全程（起点到止点）重建。如对于阴道前壁脱垂患者，我们在重建阴道前筋膜缺陷区域的同时，还要重建其与宫颈筋膜（宫颈环）的联系（将筋膜悬吊固定于宫颈筋膜上）。又如针对子宫脱垂患者，在重建骶韧带的同时，也要重视重建骶韧带与锚定点（骶韧带 S2～S4 骶骨附着处）和止点 [宫颈筋膜和（或）阴道后壁上段筋膜附着处] 的联系。

由上可知，在缺陷结构的基础上进行重建，既实现了以自体组织为主体的原位重建，又保持了阴道的固有轴向，符合盆底生理状态，更有利于在解剖复位的同时达到功能恢复。另外，在重建过程中适当使用一些不可吸收的缝线，使重建后的筋膜、韧带的长度和强度始终得以永久性维持。笔者将这一类自体组织重建手术姑且命名为"阴道支持结构原位重建术"，因为该类手术并非单一术式，而是一个系列。

本系列手术包括阴道顶端支持结构原位重建术（包括骶韧带全程原位重建术、宫颈环重建术）、阴道前壁支持结构原位重建术（包括阴道前筋膜原位重建术）、阴道后壁支持结构原位重建术（阴道后筋膜原位重建术）、阴道整体支持结构原位重建术（为阴道顶端、前壁与后壁支持结构原位重建手术的各种组合）。这一系列手术均可通过经腹或经腹腔镜直视下完成，由于腹腔镜具有放大作用，角度更灵活，视野更清晰，值得首选推荐。下面以腹腔镜途经进行叙述。

35. 阴道顶端支持结构原位重建术

扫码观看手术视频 1

【双侧骶韧带全程原位重建术】

（1）适应证：顶端脱垂（拟保留子宫者的子宫脱垂）。

（2）脱垂机制：骶韧带松弛。

（3）修复机制：全程重建骶韧带。

（4）手术步骤

①暴露双侧骶韧带：举宫器将子宫向前上方顶起，助手用无损伤钳将直肠向腹侧提拉，暴露双侧骶韧带，并观察输尿管走行。

②全段游离骶韧带：超声刀或单极电钩分别切开骶韧带的内、外侧腹膜，钝性分离骶韧带与输尿管、直肠之间的间隙，从起点到止点全程显露骶韧带。

关键技巧：观察输尿管走行很重要，因其与骶韧带之间的距离决定了是否打开腹膜并游离输尿管骶韧带间隙。如果输尿管与骶韧带存在足够距离，判断骶韧带缝合缩短后不会造成输尿管打折和梗阻，可以不分离输尿管与骶韧带之间的间隙。

③重建骶韧带：选择 2-0 不可吸收缝线（爱惜邦等）一根，分别在左侧骶韧带的锚定点（骶骨附着区域）和止点（宫颈筋膜附着点）处做一"8"字缝合，然后收线打结，宫颈随着缝线的缩短而被提拉恢复到原位。同法处理右侧。

关键技巧：其中手术锚定点处第一针的缝合至为关键，需要熟悉解剖结构和积累足够的经验。因为骶韧带锚定于骶骨 S2 ～ S5 的前表面，有时与尾骨肌 - 骶韧带复合体骶骨附着处相互交织为一体，骶骨表面有丰富的静脉丛，侧面有骶神经从骶孔穿出，所以进针的深度非常重要，缝线穿过的韧带平面需稍离开骶骨面一定距离，但组织仍然比较致密，具有足够的坚韧度，以提拉缝线来感知。两端"8"字缝合比单针缝合更牢靠，不易撕脱。

④关闭后腹膜：可吸收缝线关闭骶韧带直肠间隙，避免肠管或网膜嵌入缝线区域。

【双侧骶韧带全程原位重建术＋宫颈环重建术】

（1）适应证：顶端脱垂（不保留子宫的子宫脱垂、阴道穹隆脱垂），下面步骤以子宫脱垂为例说明。

扫码观看手术视频 2

（2）脱垂机制：骶韧带松弛＋宫颈切除后的宫颈筋膜缺如。

（3）修复机制：全程重建骶韧带＋宫颈环重建。

（4）手术步骤

①按照常规依次处理两侧宫旁结构（离断卵巢固有韧带、阔韧带、子宫血管）。

②下推膀胱，显露阴道穹隆。

关键技巧：单纯子宫脱垂者，阴道前后壁没有膨出，膀胱阴道间隙打开不宜过多，游离的阴道长度为 1.5 ~ 2.0 cm，足够用于缝合残端及重建宫颈环即可。

③暴露双侧骶韧带：举宫器将子宫向前上方顶起，助手用无损伤钳将直肠向腹侧提拉，暴露双侧骶韧带，并观察输尿管走行。

④全段游离骶韧带：超声刀或单极电钩分别切开骶韧带的内、外侧腹膜，钝性分离骶韧带与输尿管、直肠之间的间隙，从起点到止点全段显露骶韧带。

⑤离断并取出子宫，关闭阴道断端：超声刀或单极电钩环切阴道穹隆一周，经阴道直接取出子宫，可吸收缝线连续缝合关闭阴道断端。

⑥重建宫颈环：不可吸收线环绕阴道断端缝合一周并收紧，缝针不穿透阴道黏膜，使阴道断端前后壁的筋膜和肌层形成一个整体，这根缝线的功能相当于生理状态下的宫颈筋膜。

关键技巧：该缝线为永久性不可吸收缝线，故不可穿透黏膜暴露于阴道内；在起到连接阴道前后壁筋膜作用的同时，也会受到重建后骶韧带的牵拉作用，故也不能缝合阴道壁太浅，以免容易撕脱。

⑦重建骶韧带及其与宫颈环的联系：选择 2-0 不可吸收缝线（爱惜邦等）一根，分别在左侧骶韧带的锚定点（骶骨附着区域）和止点（重建的宫颈环）处做一"8"字缝合，然后收线打结，宫颈随着缝线的缩短而被提拉恢复到原位。同法处理右侧。

关键技巧：其一，同上一术式所述，锚定点的缝针进出点和走行路径仍然是最重要的，不宜太深损伤血管和神经，也不宜太浅造成锚定张力不够，出针后需用力提拉缝线感受张力状态确认。其二，将骶韧带缝线和宫颈环缝线相互缝套在一起建立永久的连接，可以保证阴道前后壁筋膜能得到重建后骶韧带的持久性支持，这是该手术重要的一个环节。其三，尽量做到双侧骶韧带的重建，可以提供更好的阴道顶端支持。

⑧关闭骶韧带直肠间隙：可吸收线关闭骶韧带直肠间隙，腹膜将覆盖重建骶韧带的不可吸收缝线，避免肠管或网膜嵌入形成内疝，导致严重的并发症。

36. 阴道前壁支持结构原位重建术

【阴道前筋膜原位重建术】

（1）适应证：阴道前壁脱垂（膨出）。

（2）脱垂机制：阴道前筋膜缺陷（中央型、横向型）。

（3）修复机制：重建阴道前筋膜，使筋膜薄弱的区域恢复相应的强度。

（4）手术步骤

①暴露阴道前筋膜及其缺陷范围：举宫器将子宫向腹腔方向水平顶起，暴露膀胱腹膜反折，超声刀打开膀胱腹膜反折，并钝锐结合分离膀胱宫颈和阴道间隙，显露阴道前壁外表面筋膜。

关键技巧：根据膨出程度、妇检触摸、镜下钳夹提拉等综合判断阴道筋膜的缺陷范围，暴露的区域务必超过缺陷的范围。然而，筋膜缺陷区域及其与正常筋膜交界线的判断是关键，缺陷区域的阴道壁薄弱，正常筋膜处相对肥厚，两者交界可看到凹陷，必须游离显露部分正常筋膜，方可有效缝合并悬吊于宫颈筋膜。

②缝合缺陷的前壁筋膜并锚定于宫颈筋膜：选择不可吸收缝线（爱惜邦 2-0 等）间断或连续缝合筋膜。

扫码观看手术视频 3

间断缝合法技巧：每针于宫颈筋膜进针，要深入筋膜下方间质达一定的深度，以保证锚定的张力，下方于缺陷周边的健康筋膜处进出针，如果缺陷范围较广，可以于上下两针之间适当缝带一针然后打结，下方筋膜即可悬吊固定于宫颈筋膜上。根据缺陷的宽度决定相应的缝合针数。

连续缝合技巧：第一针起于宫颈筋膜，随后以逆时针方向环绕暴露的前壁筋膜缺陷区域的外围进行荷包式（或曰指纹式）缝合，最后回到第一针附近的宫颈筋膜，此步骤的关键在于保证缝线抽提过程中不能相互缠绕和压迫，以免不能实现筋膜整体的紧缩。

扫码观看手术视频 4

③缝合关闭膀胱腹膜反折：经阴道侧妇科检查直视联合手指触诊了解阴道前壁情况。如果阴道前壁悬吊到位，即以可吸收线连续缝合关闭膀胱腹膜反折。如果前壁提吊不够，适当增加上述筋膜的缝合。

37. 阴道后壁支持结构原位重建术

【阴道后壁筋膜原位重建术】

（1）适应证：阴道后壁脱垂（膨出）。

（2）脱垂机制：阴道后筋膜缺陷。

（3）修复机制：重建阴道后筋膜，使筋膜

扫码观看手术视频 5

薄弱的区域恢复相应的强度。

（4）手术步骤

①暴露阴道后筋膜及其缺陷范围：举宫器将子宫向前上方顶

起，暴露骶韧带及子宫直肠陷窝，超声刀或单极电钩打开直肠陷窝腹膜，钝锐结合分离直肠阴道间隙，向下达会阴体水平，两侧达骶韧带内侧壁。显露阴道后壁外表面筋膜的同时也将后壁缺陷区域完全显露。

②缝合缺陷的后壁筋膜并固定于宫颈筋膜：选择不可吸收缝线（爱惜邦 2-0 等）连续缝合筋膜。

连续缝合技巧：类似于前壁筋膜的缝合。第一针起于宫颈筋膜，随后以逆时针方向环绕暴露的前壁筋膜缺陷区域的外围进行荷包式（或曰指纹式）缝合，最后回到第一针附近的宫颈筋膜，此步骤的关键在于保证缝线抽提过程中不能相互缠绕和压迫，以免不能实现筋膜整体的紧缩。后壁筋膜的重建不适合间断缝合，不建议使用。

③缝合关闭直肠腹膜反折：经阴道侧妇科检查阴道后壁，如果阴道后壁悬吊到位，即以可吸收线连续缝合关闭直肠腹膜反折。

38. 阴道整体支持结构原位重建术

【保留子宫的阴道整体支持结构原位重建术】

（1）适应证：子宫脱垂合并阴道前 / 后壁脱垂。

（2）脱垂机制：骶韧带缺陷＋阴道前筋膜缺陷＋阴道后筋膜缺陷。

扫码观看手术视频 6

（3）修复机制：重建骶韧带 + 阴道前壁 / 后壁筋膜。

（4）手术步骤：概括来讲，手术步骤基本是前述单一部位脱垂、单一缺陷结构重建的有机叠加，但整合起来时顺序和技巧需灵活调整。

①暴露阴道前筋膜及其缺陷范围：举宫器将子宫向腹腔方向水平顶起，暴露膀胱腹膜反折，超声刀打开膀胱腹膜反折，并钝、锐性结合分离膀胱宫颈和阴道间隙，显露阴道前壁外表面的筋膜。根据膨出程度、妇检触摸、镜下钳夹提拉等综合判断阴道筋膜的缺陷范围，暴露的区域务必超过缺陷范围。

②暴露阴道后筋膜及其缺陷范围：举宫器将子宫向前上方顶起，暴露骶韧带及子宫直肠陷窝，超声刀或单极电钩打开直肠陷窝腹膜，钝、锐性结合分离直肠阴道间隙，向下达会阴体水平，两侧达骶韧带内侧壁。显露阴道后壁外表面筋膜的同时也将后壁缺陷区域完全显露。

③暴露双侧骶韧带：举宫器将子宫向前上方顶起，助手用无损伤钳将直肠向腹侧提拉，暴露双侧骶韧带，并观察输尿管走行。

④全段游离骶韧带：超声刀或单极电钩分别切开骶韧带的内、外侧腹膜，钝性分离骶韧带与输尿管、直肠之间的间隙，从起点到止点全段显露骶韧带。

⑤缝合缺陷的前壁筋膜并固定于宫颈筋膜：选择不可吸收缝

线（爱惜邦 2-0 等）间断或连续缝合筋膜。

间断缝合法技巧：每针于宫颈筋膜进针，要深入筋膜下方间质达一定的深度，以保证锚定的张力，下方于缺陷周边的健康筋膜处进出针，如果缺陷范围较广，可以于上、下两针之间适当缝带一针然后打结，下方筋膜即可悬吊固定于宫颈筋膜上。根据缺陷的宽度决定相应的缝合针数。

连续缝合技巧：第一针起于宫颈筋膜，随后以逆时针方向环绕暴露的前壁筋膜缺陷区域的外围进行荷包式（或曰指纹式）缝合，最后回到第一针附近的宫颈筋膜，此步骤的关键在于保证缝线抽提过程中不能相互缠绕和压迫，以免不能实现筋膜整体的紧缩。

⑥缝合缺陷的后壁筋膜并固定于宫颈筋膜：选择不可吸收缝线（爱惜邦 2-0 等）连续缝合筋膜。

连续缝合技巧：类似于前壁筋膜的缝合。第一针起于宫颈筋膜，随后以逆时针方向环绕暴露的前壁筋膜缺陷区域的外围进行荷包式（或曰指纹式）缝合，最后回到第一针附近的宫颈筋膜，此步骤的关键在于保证缝线抽提过程中不能相互缠绕和压迫，以免不能实现筋膜整体的紧缩。

⑦全程重建骶韧带：选择 2-0 不可吸收缝线（爱惜邦等）一根，分别在左侧骶韧带的锚定点（骶骨附着区域）和止点（宫颈筋膜附着点）处做一"8"字缝合，然后收线打结，宫颈随着缝

线的缩短而被提拉恢复到原位。同法处理右侧。

⑧缝合关闭膀胱腹膜反折：经阴道侧妇科检查阴道前壁，如果阴道前壁悬吊到位，即以可吸收线连续缝合关闭膀胱腹膜反折。如果前壁提吊不够，适当增加上述筋膜的缝合。

⑨缝合关闭直肠腹膜反折：经阴道侧妇科检查阴道后壁，如果阴道后壁悬吊到位，即以可吸收线连续缝合关闭直肠腹膜反折。

39. 阴道整体支持结构原位重建术（切除子宫者）

【不保留子宫的阴道整体支持结构原位重建术】

（1）适应证：子宫脱垂合并阴道前/后壁脱垂。

（2）脱垂机制：骶韧带缺陷＋阴道前筋膜缺陷＋阴道后筋膜缺陷。

扫码观看手术视频 7

（3）修复机制：重建骶韧带＋阴道前壁/后壁筋膜＋宫颈环。

（4）手术步骤：手术过程也是前述各术式的有机叠加。

①按照常规依次处理两侧宫旁结构（离断卵巢固有韧带、阔韧带、子宫血管）。

②暴露阴道前筋膜及其缺陷范围：举宫器将子宫向腹腔方向水平顶起，暴露膀胱腹膜反折，超声刀打开膀胱腹膜反折，并钝、锐性结合分离膀胱宫颈和阴道间隙，显露阴道前壁外表面的

筋膜。根据膨出程度、妇检触摸、镜下钳夹提拉等综合判断阴道筋膜的缺陷范围，暴露的区域务必超过缺陷的范围。

③暴露阴道后筋膜及其缺陷范围（如果后壁无膨出，此步骤省略）：举宫器将子宫向前上方顶起，暴露骶韧带及子宫直肠陷窝，超声刀或单极电钩打开直肠陷窝腹膜，钝、锐性结合分离直肠阴道间隙，向下达会阴体水平，两侧达骶韧带内侧壁。显露阴道后壁外表面筋膜的同时也将后壁缺陷区域完全显露。

④暴露和游离双侧骶韧带：举宫器将子宫向前上方顶起，助手用无损伤钳将直肠向腹侧提拉，暴露双侧骶韧带，并观察输尿管走行。超声刀或单极电钩分别切开骶韧带的内、外侧腹膜，钝性分离骶韧带与输尿管、直肠之间的间隙，从起点到止点全段游离出骶韧带。

⑤离断并取出子宫：超声刀或单极电钩环切阴道穹隆一周，经阴道直接取出子宫。

⑥关闭阴道断端：可吸收缝线（薇荞1-0等）连续缝合关闭阴道断端。

⑦重建宫颈环：不可吸收缝线（爱惜邦2-0）环绕阴道断端缝合一周并收紧，缝针不穿透阴道黏膜，使阴道断端前后壁的筋膜和肌层形成一个整体，这根缝线的功能相当于生理状态下的宫颈筋膜。

⑧将阴道前筋膜缩复缝合并固定于重建后的宫颈环：第一针

起于宫颈环，随后以逆时针方向环绕暴露的前壁筋膜缺陷区域的外围进行荷包式（或曰指纹式）缝合，最后回到第一针附近进行打结，此步骤的关键在于保证缝线抽提过程中不能相互缠绕和压迫，以免不能实现筋膜整体的紧缩。

⑨缝合缺陷的后壁筋膜并固定于宫颈环：类似于前壁筋膜的缝合。第一针起于宫颈环，随后以逆时针方向环绕暴露的前壁筋膜缺陷区域的外围进行荷包式（或曰指纹式）缝合，最后回到第一针附近打结，此步骤的关键在于保证缝线抽提过程中不能相互缠绕和压迫，以免不能实现筋膜整体的紧缩。

⑩全程重建骶韧带：选择 2-0 不可吸收缝线一根，分别在左侧骶韧带的锚定点（骶骨附着区域）和止点（新建的宫颈环）处做一"8"字缝合，然后收线打结，宫颈随着缝线的缩短而被提拉恢复到原位。同法处理右侧。

⑪盆腔腹膜处理：多数时候盆腔前后反折腹膜因张力过大无法关闭，敞开即可，亦可使用防粘连膜覆盖，减少粘连发生的可能。

40. 在传统盆底重建手术基础上的改良和理念创新

部分传统术式还是比较经典的，但部分术式存在的问题也是明显的，如视野差、创伤大、易复发等。如果能在其基础上加以改良，体现出可视化、更微创、更长效的价值，会大大提高其推广度。

扫码观看手术视频 8

（1）腹腔镜辅助下的改良经阴骶棘韧带固定术（laparoscopic assisted modified sacral spinous ligament fixation，LA-mSSLF）

传统的经阴骶棘韧带固定术是阴道顶端支持重建的重要术式，其近期疗效也不错，但中远期阴道脱垂容易复发，尤其以阴道前壁脱垂多见。个人分析原因主要可能有四个：①传统显露骶棘韧带的入路多选择阴道后壁，悬吊固定顶端时对前壁筋膜的支持不够；②骶棘韧带侧的固定方法、缝线选择等不一致；③临床多选择单侧固定；④由于是经阴深部操作，暴露困难，助手也常常看不见关键的手术操作步骤，学习曲线长，需要较多病例的积累和经验体会，才有可能真正把手术做到位。

鉴于此，笔者在学习前人的基础上，针对以上不足进行了一些改良：①深部操作在腹腔镜直视的辅助下完成，并通过改良部分缝合器械，使关键操作实现群体可视化和操作便利化，也可大大缩短学习曲线；②采用顶端入路法暴露骶棘韧带，阴道无须增加侧后方的切口，且实现顶端方向悬吊，更符合生理复位，也有助于减少阴道感染等并发症；③尽量采取双侧骶棘韧带固定，既可加强顶端的支持，也可减少轴向偏转产生的不适；④同时进行前后壁顶端筋膜的缝合与悬吊，保障阴道前壁的支持，以期避免前壁脱垂的复发。

虽命名为骶棘韧带固定，但根据解剖学的研究，骶棘韧带腹侧覆盖有尾骨肌，肌肉本身比较薄，肌纤维的腱化程度不一，两者在解剖学和临床上一般难以分离，临床上也并非必须加以分离，故常统称为尾骨肌 – 骶棘韧带复合体（coccygeus-sacrospinal ligment，C-SSL），以下固定结构按照 C-SSL 来描述。

1）适应证：阴道顶端脱垂。

2）关键手术步骤（以子宫脱垂合并阴道前壁脱垂为例）。

①经阴子宫切除：常规消毒外阴阴道，金属导尿管导尿。组织钳两把钳夹宫颈并水平向外牵拉，1∶200 000 肾上腺素稀释液注射水压分离膀胱阴道间隙。于膀胱横沟下方 5 mm 环形切开阴道穹隆黏膜一周（后壁切口沿骶韧带附着处水平），中央纵行切开阴道前壁黏膜全层，根据阴道膨出程度向两侧分离至相应宽度，严重者可达耻骨降支下方。钳夹膀胱壁，顺膀胱宫颈间隙钝、锐性结合进行分离，直至剪开膀胱腹膜反折，丝线缝合标记并提拉腹膜，置入上叶拉钩。钳夹阴道后壁黏膜，循切口剪开直接进入子宫直肠陷窝并扩大切口，丝线缝合标记并提拉后腹膜，置入后叶拉钩。依次钳夹、离断和缝扎骶韧带、主韧带、阔韧带、固有韧带等后取出子宫。

关键技巧：水分离时注射层次到位，做到胖而不白。阴道黏膜注意要全层切开，容易找到疏松间隙，减少出血。

②腹腔镜辅助下暴露、缝合骶棘韧带（尾骨肌－骶棘韧带复合体，C-SSL）：纱条排垫肠管，阴道内置入直径 6 cm 的切口保护套（经阴单孔套管亦可）。直视下看到右侧直肠旁沟，沿骶韧带内侧纵行剪开腹膜约 3 cm，稍加分离其下方疏松组织，继以右手示指、中指触摸坐骨棘，顺其内下向骶骨方向滑动，可感知到坚韧的右侧 C-SSL 走向，两手指继续钝性分离 C-SSL 表面疏松结缔组织，然后在示指、中指的指引下，以加长组织钳钳夹 C-SSL 中间段，适当用力牵拉钳子后可感受到明显的支持对抗力量，意味着钳夹结构正确。保持钳夹状态下置入阴道前后及侧方拉钩，暴露夹取的 C-SSL，以 2-0 不可吸收缝线做一"8"字缝合，线尾以小弯钳固定于体外备用。可吸收线关闭骶韧带内侧，剪开直肠旁腹膜，覆盖不可吸收线缝线，避免潜在的风险。同法处理左侧。可吸收线连续缝合关闭盆腔腹膜。

关键技巧：临床上缝合固定 C-SSL 的方法五花八门，学者也研发出各式各样缝合器械，可以根据自己的喜好选择。笔者结合腹腔镜和开腹器械的各自优缺点，对骶棘韧带夹持、缝合等器械做了一些改进，即实现了在传统方式下用最简便的器械来进行骶棘韧带的缝合（图 22）。然而，根据此区域的血管和神经的走行与分布等解剖学特点，建议无论采取何种缝合方式，应注意缝合的深度切忌过深，以不超过 C-SSL 的背侧平面为宜，然因背侧不可见，建议按组织钳的钳齿水平为准。缝合固定的部位则建议在 C-SSL 中部，可以最大限度地减少血管和神经损伤。缝线的选择有不可吸收缝线和延迟可吸收缝线两种，个人建议选择前者，更有利于保证持久的效果。

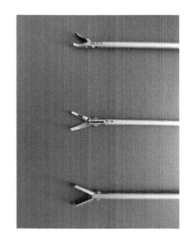 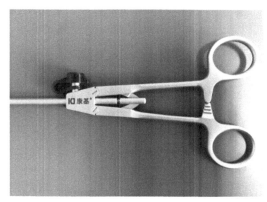

图 22　骶棘韧带固定术器械套件

③关闭盆腔腹膜，修补阴道前壁：连续缝合关闭盆侧及盆底腹膜，组织钳对称钳夹切开阴道前壁，丝线间断"U"形缝合阴道外层筋膜，剪除多余的阴道黏膜，可吸收线连续锁边缝合阴道纵行切口。

关键技巧：尽量关闭之前打开的骶韧带与直肠之间的盆侧壁腹膜，以覆盖不可吸收缝线，避免潜在的风险。需要根据膨出的具体情况来决定筋膜缝合缩窄的程度及剪除多余的阴道黏膜。

④缝合固定阴道顶端：分别将缝合固定于左、右侧 C-SSL 的爱惜邦线对阴道前后壁两侧顶端筋膜做一"U"形缝合，然后

分别打结，尽量使阴道顶端紧贴 C-SSL。可吸收缝线连续缝合关闭阴道残端的黏膜层。

关键技巧：每侧都将阴道前后壁各一半的筋膜一起给予缝合，有助于分摊力量，使阴道顶端筋膜在承受压力的同时局部压强越小；深度可达筋膜下的平滑肌层，不穿透黏膜层为宜。打结缩短过程中注意间歇性、用力缓和，避免过快、过猛造成筋膜撕脱。关闭阴道黏膜层需注意包埋不可吸收缝线，避免外露。

（2）腹腔镜下阴道骶骨固定术（laparoscopic sacral colpopexy，LSC）

本术式属于传统术式，接下来介绍的一个术式是在此基础上的改良术式，故此先予以介绍，以帮助理解。

阴道骶骨固定术（sacral colpopexy，SC）通过网片将脱垂的阴道顶端与骶骨前纵韧带进行桥接固定，以恢复阴道正常轴向和长度，纠正了中区可能的病理缺陷，是目前治疗中盆腔缺陷及全盆腔缺陷的金标准术式，其一般采用 Y 型聚丙烯合成网片进行悬吊固定，该类网片具有裁剪容易、部分材料可吸收、异物反应减少等优点。文献报道其主观治愈率为 79% ～ 98%，客观治愈率为 75% ～ 100%。SC 手术可以保留子宫，也可以切除子宫。据文献报道，切除子宫者网片暴露的概率有所增加。SC 最早是经腹途径完成，后来发展到可以经腹腔镜和经阴自然腔道内镜手术（natural orifice transluminal endoscopic surgery，NOTES）下完成。

因腹腔镜下视野清晰、创伤小、恢复快，目前多数首选经腹腔镜（LSC）完成。下面以子宫脱垂合并前后壁脱垂为例，介绍其手术步骤。

扫码观看手术视频 9

手术步骤：

①建立气腹和手术通道：选择气管内全麻，麻醉成功后，患者取膀胱截石位，留置导尿管，常规消毒腹部皮肤及会阴，铺巾，于脐轮上做一小横切口（长约 1 cm），Veress 气腹针建立人工气腹后置入 1 cm 穿刺套管，腹腔镜直视下依次于两侧下腹部置入第二、第三、第四个 0.5 cm 穿刺套管。

②建立腹膜后通道：超声刀打开骶前间隙，平骶岬水平纵向打开后腹膜直至子宫直肠陷凹，并分离直肠阴道间隙。继之依次分离膀胱阴道间隙直至膀胱颈水平，最后在子宫血管上方的无血管区域将右侧阔韧带前后叶贯通，建立完整的腹膜后通道。

关键技巧：充分暴露骶岬、右侧输尿管、右侧髂内静脉及第 1 骶椎椎体前面，识别骶正中血管的走行方向，设定骶前区相对安全区域。也有学者考虑阴道轴向可能发生改变，主张固定在第 2、第 3 骶骨区域，但笔者并不建议，因为 S1 平面无血管区相对较大，也易暴露，便于操作，只要注意将网片无张力平铺于骶前，对阴道轴向的影响可以消除（后面改良术式中还会讲到）。根据阴道前后壁脱垂的程度游离相应长度的阴道前后壁。如果阴道没有脱垂，仅游离穹隆即可。如果合并阴道前壁膨出，游离的阴道前壁应达膀胱颈水平（但绝对不能低于膀胱颈以下，避免出血和神经损伤，导致后续排尿异常）。两侧则应达膀胱宫颈韧带，几乎是整个阴道前壁上段需要暴露。如果合并阴道后壁膨出，则需游离后壁至会阴体上缘水平。

③置入 Y 型网片：经 Trocar 置入 Y 型网片，按阴道段和骶骨段铺平放置妥当。

④固定阴道前壁网片：助手经阴道上顶子宫，显露游离之阴道前壁表面，将网片 Y 端前叶平铺其上，用 3-0 号可吸收缝线分三排间断缝合固定各 3 针，共 9 针。剪除剩余网片。

关键技巧：缝合的针数并无规定，但以能有效保持网片的平整和减少撕脱可能为宜，不建议使用连续缝合法。

⑤固定阴道后壁网片：助手向腹壁侧上举子宫，显露阴道后壁，同前壁缝合法固定。剪除剩余网片。

⑥关闭宫颈前后及侧方后腹膜：撤除举宫器，阴道碘仿纱条数条填塞入阴道使其保持充盈状态，助手不必再上顶阴道，以可吸收线连续缝合关闭除骶前以外的腹膜。

⑦固定网片骶骨端：将网片无张力平铺于打开之骶前隧道内直至第 1 骶骨前方无血管区，3-0 普理灵线间断缝合 3 针，将网片固定于第 1 骶骨处之前纵韧带上，再以可吸收线连续缝合关闭骶前之后腹膜，使网片完全被腹膜覆盖及盆腔完全腹膜化。术毕。

（3）改良的腹腔镜下阴道骶骨固定术（modified laparoscopic sacral colpopexy，mLSC）

扫码观看手术视频 10

经典的 LSC 已成为治疗中盆腔缺陷及全盆腔缺陷的金标准术式，然而其远期并发症主要包括网片挛缩、暴露和侵蚀等，发生率为 2.7%（0～9%），主要发生在阴道。网片暴露可能与子宫切除与否、感染、切口愈合不良、阴道黏膜过薄等因素有关，也可能与缝合时穿透阴道黏膜层、网片张力过大等手术操作细节掌握不好有关。笔者以为，经典的手术操作过程中存在一些潜在的不足：① Y 型网片的 V 端（即下段）两网片容易相互影响，很难与 I 段（即上段）同时保持一个牵拉平面，因此不便于同时做到阴道前后壁提拉力量的均匀；②多数医生在非无张力下固定网片，容易造成悬吊过高而引起术后疼痛，甚至网片撕脱；③标准手术步骤通常先固定网片两端，然后关闭盆腔后腹膜，常造成后腹膜缝合时相对困难；④教条化理解本术式，不能根据阴道脱垂部位和类型进行相应的阴道段固定的调整，容易出现前壁或后壁脱垂修复的不足或复发。

由此，在传统术式的基础上，笔者对细节进行了 3 处改良，具体如下：①采用嘉美诗网片自行裁剪出独立的两张靴形网片，分别用于提拉阴道前、后壁及其顶端，靴型段固定于阴道壁，对侧段固定于第 1 骶骨前无血管区之前纵韧带上。将前、后壁网片分开的目的在于使网片独立提拉前、后壁，可以有效保障阴道前、后壁牵引力的均匀。②网片阴道段固定好后，助手撤除拉钩并向阴道内填塞碘仿纱条使阴道中上段保持充盈。③继之将两网片游离段重叠，无张力平铺于后腹膜间隙内，暂不缝合固定骶骨端，先以 1-0 可吸收缝线关闭后腹膜到骶骨 S2 或 S3 水平暂停，待网片骶骨端缝合固定后再继续关闭后腹膜。后两步改变既有利于保证网片的充分展平，也有助于实现真正的"无张力"放置，较传统方法可以减少网片对缝合的干扰，速度相对也更快。我们的结果显示，改良组的手术时间明显缩短，网片暴露降低，术中出血量、术后留置尿管时间及术后住院天数与传统组相比差异无统计学意义。

手术步骤：

①选择气管内全麻，麻醉成功后，患者取膀胱截石位，留置导尿管，常规消毒腹部皮肤及会阴，铺巾，于脐轮上做一小横切口长约 1 cm，Veress 气腹针建立人工气腹后置入 1 cm 穿刺套管，腹腔镜直视下依次于两侧下腹部置入第二、第三、第四个 0.5 cm 穿刺套管。

②需切除子宫者，腹腔镜下按常规行宫旁韧带、子宫血管的处理，先后打开膀胱阴道间隙和直肠阴道间隙，根据阴道前后壁脱垂的程度游离相应长度的阴道前后壁，继之用超声刀打开骶前间隙，平骶岬水平纵向打开后腹膜直至子宫直肠陷凹，并与已打

开之直肠阴道间隙相通，钝性分离直肠后间隙，充分暴露骶岬、右侧输尿管、右侧髂内静脉及第 1 骶椎椎体前面，识别骶正中血管的走行方向，设定骶前区相对安全区域。离断阴道穹隆并经阴道取出子宫，1-0 可吸收缝线连续缝合关闭阴道残端（既往已行子宫切除术之穹隆脱垂患者直接打开膀胱阴道间隙、直肠阴道间隙及骶前隧道）。

关键技巧：如果阴道仅有顶端膨出，游离的阴道长约 2 cm 即可；如果合并阴道前壁膨出，游离的阴道前壁长度应达膀胱颈水平。如果合并阴道后壁膨出，后壁需游离至会阴体上缘水平。

③选择嘉美诗网片（15 cm×10 cm），裁剪出靴形网片（长 15 cm，宽 2 cm，靴型段宽 4 cm)2 条，网片自穿刺套管置入腹腔。

④助手经阴道置入一大号 S 拉钩，上顶阴道残端或盲端，显露游离之阴道前壁表面，术者于镜下将其中一条靴形网片的靴端平铺其上，用 3-0 号可吸收线分两排或三排间断缝合固定各 3 针，共 6 针或 9 针。

关键技巧：缝合的针数并无规定，但以能有效保持网片的平整和减少撕脱可能为宜，不建议使用倒刺线连续缝合。

⑤助手调整拉钩方向，显露游离之阴道后壁，术者于镜下将另一条靴型网片的靴端平铺于其表，同前壁缝合法固定。

⑥撤除阴道拉钩，阴道碘仿纱条数条填塞入阴道使其保持充盈状态，助手不必再上顶阴道。

⑦将阴道前后网片的游离部分重叠，无张力平铺于打开之骶前隧道内直至第 1 骶骨前方无血管区，3-0 普理灵线间断缝合 3 针，将网片固定于第 1 骶骨处之前纵韧带上，再以 1-0 可吸收线连续缝合关闭盆腔腹膜，使网片完全被腹膜覆盖及盆腔完全腹膜化。术毕。

（4）腹腔镜下保留盆腔自主神经的阴道骶骨固定术（laparoscopic nerve sparing sacral colpopexy，LNSSC）

扫码观看手术视频 11

POP 作为中老年妇女常见的妇科良性疾病，主要表现为阴道膨出、尿失禁、排尿排便功能障碍和（或）性生活障碍等症状。如上所述，LSC 是治疗中盆腔缺陷为主的盆底重建手术的主流术式之一，疗效肯定。然而 LSC 术后排尿及排便异常的发生率高达 20% ～ 40%，原因并不明确，其中会不会与术中损伤盆腔自主神经（pelvic autonomic nerve，PAN）有关呢？在国际上，意大利 Ercoli A 等人于 2017 年率先报道了 LSC 术中保留 PAN 的手术个案。但目前国际国内均尚未对此问题引起重视。2019 年 7 月，笔者成功施行了保留 PAN 的 LSC，经检索为国内首例（广东省医学情报研究所查新报告，编号：44011120195700K）。

保留 PAN 的必要性：盆腔自主神经是由交感神经、副交感神经或躯体神经纤维组成的混合神经，包括由交感神经组成的上腹下神经丛（superior hypogastric plexus，SHP）、由交感神经和副交感神经混合组成的下腹下神经丛（inferior hypogastric plexus，IHP），以及由副交感神经组成的盆腔内脏神经（pelvic splanchnic nerves，PSNs）。SHP 由 T10 ～ L3 椎体旁的主动脉前交感神经干发出，于 L5 椎体前方主动脉左前外侧及其分叉处沿骶岬下行，分为左、右腹下神经。腹下神经沿途发出分支形成腹下神经丛，至 S2 ～ S5 水平与 PSNs 融合成 IHP 的交感神经纤维部分，而 S2 ～ S5 神经根则融合成 IHP 的副交感神经纤维部分。IHP 被盆腔筋膜所包被，呈网络状分布于直肠两侧。在女性，这些神经最终支配子宫、阴道、直肠、膀胱、尿道、肛提肌等盆底器官组织。因此，任何手术损伤 PAN 均可导致泌尿生殖功能障碍。LSC 必须在骶前与阴道前后的间隙内植入人工合成补片，将子宫或阴道顶端悬吊于骶骨前纵韧带，而在建立这个骶前间隙和阴道前后间隙过程中，如果不注意即可能造成 PAN 的损伤。

保留 PAN 的可能性：由于笔者近年来在宫颈癌根治术中积累了一定的保留 PAN 的经验，在此基础上，对 LSC 的手术步骤和 PAN 的走行方向进行了深入分析，弄清楚了手术过程中可能损伤 PAN 的部位，故开始了此类手术的实践。与常规 LSC 的手术步骤比较，保留 PAN 的 LSC 主要是在以下 3 处进行并做出相应的改变，即可避免 PAN 损伤：①打开 S1 ～ S2 水平前之腹膜时避免损伤右侧腹下神经（right hypogastric nerves，r-HN）的上段。如上所述，上腹下神经丛多数于 L5 椎体前方主动脉左前外侧及其分叉处骶岬下行，分为左、右腹下神经。右侧腹下神经于腹主动脉左侧向下行经骶岬正中偏右侧，继续下行过程中不断分出一些分支形成腹下神经丛，但主干逐渐向左下离开骶骨，于 S2～S4 水平进入到输尿管系膜深部。所以，我们选择骶岬右上方 2～3 cm（右髂总动脉中上段）处打开后腹膜，可以有效避开损伤 r-HN，纵行向下扩大切口后向左上提起后腹膜，稍做钝性分离即可见到 r-HN，随后在直视下避开 r-HN 继续打开 S2～S3 的腹膜。② r-HN 于 S2～S4 水平离开骶骨移行到右输尿管系膜深部，故打开此区域的骶前间隙时避免过深，以避免损伤甚至离断 r-HN 中段。③直肠筋膜与两侧直肠柱内是盆丛之直肠支走行与分布的主要区域，因此分离直肠阴道间隙与直肠旁间隙时，尽量保持直肠筋膜的完整。直肠筋膜两侧固定于盆壁筋膜，中间与会阴体连接，只要保持直肠筋膜的完整即可防止盆丛直肠支损伤。总体来讲，只要我们知晓 SHP、r-HN、IHP 及直肠支分布的区域，注意手法轻柔，深浅适宜，则可以在清晰、无损伤地暴露骶前间隙的同时，有效避免 PAN 的损伤。

手术步骤：

①选择气管内全麻，麻醉成功后，患者取膀胱截石位，留置导尿管，常规消毒腹部皮肤及会阴，铺巾，于脐轮上做一小横切口长约 1 cm，Veress 气腹针建立人工气腹后置入 1 cm 穿刺套管，腹腔镜直视下依次于两侧下腹部置入第二、第三、第四个 0.5 cm 穿刺套管。

②腹腔镜下按常规行宫旁韧带、子宫血管的处理，先后打开膀胱阴道间隙和直肠阴道间隙，根据阴道前后壁脱垂的程度游离相应长度的阴道前后壁，继之用超声刀打开骶前间隙，平骶岬水平纵向打开后腹膜直至子宫直肠陷凹，并与已打开之直肠阴道间隙相通，钝性分离直肠后间隙，充分暴露骶岬、右侧输尿管、右侧髂内静脉及第 1 骶椎椎体前面，识别骶正中血管的走行方向，设定骶前区相对安全区域。离断阴道穹隆并经阴道取出子宫，1-0可吸收缝线连续缝合关闭阴道残端（既往已行子宫切除术之穹隆脱垂患者直接打开膀胱阴道间隙、直肠阴道间隙及骶前隧道）。

关键技巧：以上步骤基本类似传统的骶骨固定术，但主要注意以下几点：A. 骶前腹膜切口应更靠近右侧髂血管，以避免右腹下神经损伤；提起切开的后腹膜，直视下找到腹下神经及其走行；B. 骶前隧道中段打开避免过深，避免损伤右腹下神经（丛）中段；C. 靠近骶韧带内侧及直肠子宫间隙时也需避免过深，减少盆丛直肠支损伤。

③选择嘉美诗网片（15 cm × 10 cm），裁剪出靴形网片（长15 cm，宽 2 cm，靴型段宽 4 cm）2 条，网片自穿刺套管置入腹腔。同前述改良 LSC 术式。

④助手经阴道置入一大号 S 拉钩，上顶阴道残端或盲端，显露游离之阴道前壁表面，术者于镜下将其中一条靴形网片的靴端平铺其上，用 3-0 号可吸收缝线分两排或三排间断缝合固定各3 针，共 6 针或 9 针。

⑤助手调整拉钩方向，显露游离之阴道后壁，术者于镜下将另一条靴形网片的靴端平铺于其表，同前壁缝合法固定。

⑥撤除阴道拉钩，阴道碘仿纱条数条填塞入阴道使其保持充盈状态，助手不必再上顶阴道。

⑦将阴道前后网片的游离部分重叠，无张力平铺于打开之骶前隧道内直至第 1 骶骨前方无血管区，3-0 普理灵线间断缝合 3 针，将网片固定于第 1 骶骨处之前纵韧带上，再以 1-0 可吸收缝线连续缝合关闭盆腔腹膜，使网片完全被腹膜覆盖及盆腔完全腹膜化。术毕。

关键技巧：平铺网片和缝合固定时，避免缝扎和切断盆腔自主神经。

其他需要关注的问题

41. 经阴网片手术真的不能开展了吗？

20 世纪末 10 年到 21 世纪初 20 年，人工合成移植物在盆底重建手术中的应用无疑促进了女性盆底重建领域的发展，但同时，以聚酯、聚丙烯等为材质的人工合成医用网片植入后，相关并发症的不良事件报道也逐渐引起了国内外妇科医生的关注。美国 FDA 先后于 2008 年和 2011 年就经阴植入网片的相关并发症发布了安全警示，此后大多数经阴网片退出了美国市场。2016 年 FDA 要求，其他剩余的网片提供商必须于 3 年内提交相关网片的手术风险——获益报告，然而在截止时间内，仍未有一家提交相关资料。经 FDA 委员会讨论，最终在 2019 年 4 月发布了经阴网片在全美停售的禁令，一时引起业界一片哗然，支持者有之，反对者有之，申诉者有之。国内专家对此也反应不一，鉴于目前国内尚无相关指令，医生中有开始停止使用者，也有坚持使用者，莫衷一是。我们不妨回顾一下，伴随经阴网片问题的出现，美国 FDA、ACOG、英国国立卫生与医疗保健研究院和国内中华医学会妇产科学分会妇科盆底学组等一些重要机构的建议，据此可让医生去自行评判与决策。

早在 2011 年，FDA 对经阴网片手术的安全性和有效性就做了比较详尽的评价，在此不妨将原文中的结论完整做一呈现。

（1）关于安全性：文献综述确定了经阴道放置补片手术用于 POP 修复的安全性问题如下。①接受网片修补的患者可能会出现传统手术时所没有的与网片相关的并发症。②对于一些女性来说，与经阴置网片相关的不良事件会影响到生活质量，即便网片被去除，其后遗症仍可持续。③网片相关的并发症并不少见，其中最常见的并发症是阴道网片侵蚀。基于 110 项研究（包括 11 785 名女性）的数据，约有 10% 女性在手术后 12 个月内接受了再次经阴 POP 的修补。④发生人工合成网片侵蚀的患者半数以上需要去手术室进行手术切除，有些甚至需要两到三次手术才能解决。⑤有越来越多的文献报道网片皱缩导致的阴道缩短、挛缩和（或）阴道疼痛。⑥据报道，与传统的无补片的前路修补术相比，新发 SUI 的概率更高。⑦与传统阴式手术或骶骨阴道固定术相比，使用网片的阴道顶端重建手术因并发症或者任何其他原因需要再次手术的机会都更高。⑧与经阴网片重建术相比，经腹使用补片的盆底重建术（骶骨阴道固定术）可以降低补片并发症的发生率。据报道，在手术后 23 个月内，经阴网片的平均侵蚀率为 4%。

（2）关于有效性：文献综述发现，尽管经阴道网片修复 POP 常有较好的解剖复位，但与传统的非补片修复相比，并没有改善临床效果，以下主要结果证明了这一点。①与传统的自体组织修复手术相比，阴道顶端或后路补片修复似乎并不能提供任何额外的好处。②只有两项随机对照试验研究比较了多室修复（包括顶端修复）和传统修复，两者都没有发现网片修复手术的疗效更好。对经阴网片套装用于顶端修复的系统性评价发现，它们在短期内能有效地恢复顶端脱垂，但长期结果尚不清楚。③尽管有一项随机对照试验研究显示了补片对后路修复的解剖学益处，但与传统手术对照组相比，研究组患者的脱垂程度较低，而另外三项随机对照试验研究没有显示出后盆腔补片的解剖学益处。④使用网片进行前路修复似乎有更好的解剖学复位，但与传统的自体组织修补术相比，这种解剖上的益处并未导致更好的症状改善或更低的再次手术率。⑤接受传统自体组织修复术的患者与接受经阴网片修复术的患者相比，两者生活质量的改善程度相当。⑥与传统自体组织阴式修复术相比，经腹使用网片的顶端脱垂修复术（阴道骶骨固定术）可以减少脱垂复发，尽管还没有证据表明可以降低脱垂复发所导致的再次手术率。

也许有人会说，这是 10 年前数据所得出的结论，现在会不会有所改善呢？2016 年，Maher C 等系统分析了七项随机对照试验研究发现，较之自体组织重建手术，经阴网片手术需要再次手术的风险增加（RR=2.40，95% CI：1.51 ～ 3.81），网片暴露率为 12%，其中约 8% 于初次手术后长达 3 年才因暴露而需要再次手术。

2019 年 11 月，针对 FDA 禁令，ACOG 于中期更新了 POP 临床实践指南，基于最新的临床实践结果的循证医学证据来进行推荐。

①在处理阴道后壁脱垂时，使用合成网片或生物移植材料的手术并没有改善预后（A 级）。

②在处理阴道前壁脱垂时，使用合成聚丙烯网片与自体组织前壁修复相比，能够提高解剖复位和主观治愈率，但是一些并发症的发生率也会相应增加（A 级）。

③应用网片的经腹骶骨阴道固定术能够降低脱垂复发的风险，但比阴道顶端自体组织修复具有更多的并发症（B 级）。

④使用合成网片或生物移植材料的 POP 修复手术与自体组织修复手术相比，具有特有的并发症（B 级）。

⑤经阴网片修复手术应权衡网片放置的利弊后限定于高风险人群，如脱垂复发的患者（特别是前壁和阴道顶端），具有明显合并症不能耐受大范围、长时间的开腹手术或内镜手术的患者

（C 级）。在实施使用合成网片的阴道前壁修复手术之前，应充分沟通手术的利弊并与患者讨论可行的替代修复手段，取得知情同意（C 级）。

⑥开展使用合成网片或生物移植材料的 POP 修复手术的临床医生，应该经过特殊的培训，对于此类修复手术与自体组织修复术各自的利弊能够充分与患者沟通（C 级）。

NICE 则于 2019 年 4 月发布了新的指南，其并未明确指出网片修复手术的适应证与禁忌证，而是重点强调了充分沟通、知情同意、风险处理等几个方面。

①术前必须充分评估和多学科协作（multidisciplinary team，MDT）讨论决定。

②如果 POP 修复术中使用网片，需要告知患者网片的类型、是否永久性、手术过程、近远期风险与疗效。

③事先必须熟悉一旦出现网片相关并发症应该如何处理或转诊。

2018 年中华医学会妇产科学分会妇科盆底学组结合我国国情进行了广泛、深入的研讨，并达成以下共识。

①网片手术主要适应证：① POP 术后复发的患者；②年龄偏大的重度 POP（POP-Q Ⅲ～Ⅳ度）患者。

②对于阴道内大面积放置人工合成网片的盆底重建手术对性生活的影响，目前尚无循证医学结论。所以，对于年轻、性生活

活跃的患者，在选择时应慎之又慎。

③对术前即有慢性盆腔痛或性交痛的患者也不宜选择经阴植入网片手术。

④对经阴植入网片的盆底重建手术不能简单地全盘否定，关键是要正确选择其手术适应证。

另外，我们也知道，目前总体的网片相关并发症在 10% 左右，但每项研究报道的并发症发生率相差很大，部分单中心的研究提示网片重建手术的客观恢复和症状改善效果更佳，风险可控。与此同时，FDA 此次发布经阴网片的禁令，对于经腹放置网片（如骶骨固定术等）和同样经阴使用需要网片的尿道中段悬吊术（TVT 系列术式）仍然认为是安全、有效的，推荐继续使用。

因此，退而思之：为何同样是网片植入于阴道前壁与后壁，经腹途径出现的并发症会显著减少？又为何同样是经阴植入网片，无张力尿道中段悬吊系列手术使用的网片却没有被停售。摒除人工合成网片出现暴露、侵蚀等特有并发症的属性等相同危险因素，手术的路径、操作复杂程度、医生的技术水平也许是其中主要的原因。也许，我们妇科泌尿盆底的从业者不要过多地陷于争论是非对错，而应去不断总结经验，反省自身之不足，从中找到自己需要改善的方向。POP 修复手术时是否选择网片植入，应针对具体病患情况，充分权衡风险，精准施策。

42. 人工合成网片特有并发症的处理

盆底重建术中由于合成网片的使用，可能出现特有的并发症，如网片侵蚀、网片暴露、网片皱缩、盆腔痛或性交痛等。一项长达 7 年的研究 [阴道固定术和排尿减量试验（the colpopexy and urinary reduction efforts trial，CARE）] 随访发现，网片相关并发症（阴道侵蚀、内脏器侵蚀和骶骨炎）的发生率为 10.5%，增加了相当多的重复手术机会。与网片相关的并发症通常需要多次手术才能解决，建议转诊给具有经过特殊培训且富有经验的女性盆底医学与重建手术专家。

网片暴露多指网片外露于阴道，是最常见的并发症。症状为盆腔痛、性交痛和阴道排液，有时也可出现阴道反复少量出血。检查可见或触及外露的网片，周围有增生的肉芽组织。网片侵蚀则是指网片侵入到膀胱或直肠等邻近器官。

网片暴露和侵蚀的治疗分为保守治疗和手术治疗。应用大孔径单丝网片且无症状的患者，或直径小于 1 cm 的，可观察随诊；也可阴道内局部应用雌激素制剂。若阴道内局部雌激素治疗 12 周无效，尤其是症状不缓解的患者，可考虑手术去除暴露的网片，清创后无张力缝合。合并有感染的患者会产生大量恶臭分泌物，部分患者还可能并发阴道窦道或瘘，在加强抗感染的基础上要全部去除网片和修补。1 型网片（聚丙烯）并发症较少，2 型和 3 型网片相对较多，目前市场上基本是 1 型网片。

造成术后疼痛常见的病因包括盆底肌痉挛、阴部神经痛和感染，发生率为 0 ～ 30%。盆底肌痉挛一般由药物治疗和盆底肌物理疗法组成，以非甾体类抗炎药物（non-steroid anti-inflammatory drugs，NSAIDs）为主，必要时联合抗焦虑药物。对于 3 个月后对药物治疗无反应的患者，考虑至少每 3 周加一次肉毒杆菌毒素注射，持续至少 3 个月。药物治疗失败的患者可进行手术去除网片。但需注意，2017 年 ACOG 委员会第 694 号文件提出，去除网片后疼痛症状可能并不会缓解。这种情况下建议转诊至更有经验的医生。除非有明确的手术指征，否则不建议移除网片。另外，须告知患者网片取出后约有 1/3 患者出现术后脱垂或 SUI 复发。

43. POP 手术是否应同时行抗尿失禁手术

POP，尤其是重度 POP，同时合并 SUI 者并不少见。一部分患者由于阴道前壁脱垂而造成尿道梗阻或折叠不表现出 SUI，甚至还出现尿潴留，在尿动力学检查排查时也可能因未将阴道复位而得出阴性的结果；另一部分患者则本身存在隐匿性 SUI，这些患者于阴道修复手术后表现出 SUI 症状或者症状加重而带来苦恼。因此，在 POP 修复时是否同时实施抗尿失禁手术一直是值得关注的问题。

ACOG 指南（2019）指出，所有具有典型的阴道顶端脱垂、前壁脱垂或两者同时存在的脱垂患者，应该在术前进行隐匿性压力性尿失禁的评估，包括压力试验、尿流动力学检查等（C级）；术前不存在 SUI 的 POP 患者，无论选择经腹还是阴式手术方式修复脱垂，都应该向其交代如果不同时行抗压力性尿失禁手术，术后存在发生 SUI 的风险，但同时要告知增加一种手术方式也会增加其他风险（C级）。从上可知，对于同时存在 POP 和症状性 SUI 患者，应考虑于 POP 术中同时行抗尿失禁手术，具体术式结合 POP 手术的路径（经腹或阴式）选择耻骨后膀胱颈悬吊术（Burch手术）或尿道中段悬吊术。对于隐匿性 SUI 和术前无 SUI 症状的 POP 患者，都应该告知其术后存在新发 SUI 或加重的风险；同时也要充分告知术中同时行抗 SUI 手术潜在益处的不确定性和增加相关风险的可能性，充分权衡利弊，谨慎决策。

44. 影像学在 POP 诊治中的价值

POP 目前主要依据肉眼观察和体格检查来诊断，影像学检查在盆底疾病诊治中的临床应用总体还偏少，其价值有待探讨和评估。

超声一直是妇产科常规诊断方法中非常重要的一部分。经腹、阴道或直肠超声有助于确定残余尿、逼尿肌壁厚度、膀胱颈活动度，以及前、中、后室脱垂，肛提肌的解剖和功能。超声至少与其他成像方法在观察尿道憩室、直肠套叠、网状移位和耻骨直肠肌撕脱等多种情况时等效，可较好地扫描并可视化人工合成网状吊带和植入物，对于术中、术后评估有较好的价值。

近年来，静态和（或）动态 MRI 检查在 POP 诊断和治疗后随访中的应用逐渐增多，MRI 可直接或间接显示肛提肌及盆脏筋膜缺陷，结合扩散张量成像（diffusion tensor imaging，DTI）还可获得盆底肌的功能信息。与超声和 CT 检查相比，MRI 检查无辐射、软组织对比度更好，可提供更多参数成像。所以，MRI 目前已经应用于精确诊断盆底组织结构，描绘解剖异常、确定损伤性质，包括盆底肌肉连续性的破坏及相关的支持系统疾病。动态 MRI 则在静态 MRI 检查基础上，再屏气进行 Valsalva 动作以动态评估，有利于发现引起患者症状的潜在异常。影像学分度与 POP-Q 分度的相关性尚未建立，但在诊断 POP 最大脱垂状态时盆腔器官位置和盆底解剖或功能异常方面，可以实现一个客观的、可视化的评估结果，尤其是对于后盆腔缺陷的诊断价值明显。一项研究显示，MRI 发现了临床未能诊断的 Douglas 窝疝 14 例、直肠脱垂 1 例。

45. 盆底重建术后复发的处理

首先，临床上对于复发的定义一直以来有争议。有定义为，术后 ≥ 6 周出现 POP-Q ≥ 2 期的症状性脱垂。关于手术后复发的标准，现在更多的学者推荐采用以处女膜缘为界来判定复发。

也有定义为，如果任何位点超出处女膜缘，即 ≥ 0，同时有阴道肿物的症状可诊断为复发。任何 POP 重建术后都有可能复发，复发率为 6% ～ 30%，而每个研究者之间的数据又会有较大的差异，因此在实施 POP 手术之前，应告知患者复发的风险。相对来说，传统的盆腔修复手术有更高的解剖学失败率，有资料显示其客观复发率甚至可高达 40%，主观复发率虽并不会如此高，但 10 年内需要再次手术或放置子宫托的比率也可达 20%。人工网片的盆底重建术复发率低于 10%，当然网片植入可带来相应的并发症而需要手术解决。

盆底修复术后复发处理需要个体化。首先对于复发患者应像初诊患者一样对待，知情同意。复习前次术前的体格检查结果和手术记录会对决策有所帮助。如果没有症状或症状不明显，很多患者可能不选择再次手术治疗，他们可以选择单纯随访或使用子宫托。如果顶端脱垂自体组织重建术后复发的患者选择再次手术，可以选择经腹阴道骶骨固定术、使用网片或生物移植材料的经阴阴道固定术，或者阴道封闭术。人工合成网片修复手术后的复发，处理起来更为困难。首先需要充分了解前次手术的入路、选择的网片类型与大小、网片与周围组织的关系、是否存在网片暴露与侵蚀，以及有无疼痛等，结合患者复发的部位，做出个体化决策。如果医生经验不足，建议务必转介给有经验的盆底医生为宜，切记不要勉强而造成更严重的后果。

46. 盆底重建手术后管理

盆底重建手术多数是经阴或者经腹腔镜的微创入路手术，可以尽量实施加速康复技术（enhanced recovery after surgery, ERAS）手段，以减少手术患者的生理及心理的创伤应激，达到快速康复的目的。由于 POP 老年患者居多，也需特别注意一些相关问题。

（1）围手术期营养：阴道修补与重建时损伤尿道和肠道的风险机会增大，术前应常规行清洁灌肠等肠道准备，术前可通过口服按需补液，术后根据肠道损伤的可能性给予相应的饮食指导；无损伤者早期进食可改善术后肠黏膜受损情况，促进肠蠕动的恢复，缩短住院时间并降低并发症的发生率。术后高蛋白饮食可以减少并发症的发生。

（2）术后留置尿管：尽早撤管可以有效降低术后导尿管相关感染，多数可在 24 ～ 48 小时内拔除。因为 POP 患者术前可能合并膀胱功能障碍，重建术后需要一定时间恢复正常的排尿与储尿功能，所以拔除尿管后要注意监测其残余尿量。在患者出院前，进行排尿试验以确保膀胱功能正常，排尿试验失败的患者可使用临时留置的膀胱导管出院。

（3）雌激素软膏的使用：可考虑在盆腔重建术后使用雌激素软膏，有一项小型试验报道了脱垂手术后使用阴道雌三醇凝胶的女性性健康和生活质量得到改善。阴道黏膜有切口者待切口愈合后使用，黏膜无切口者术后即可开始使用。

（4）术后盆底肌康复：POP 的初始原因在于先天性或后天性盆底肌损伤导致的肌力薄弱，继发了筋膜与韧带的松弛，从而表现出阴道脱垂。重建手术矫正了松弛的筋膜与韧带，但盆底肌仍然是薄弱的，因此，建议于重建术后辅助盆底肌的康复锻炼，促进肌力恢复，从根源上消除 POP 的诱因，减轻结缔组织承受的压力，继而减少复发的概率。

47. 子宫切除术后顶端脱垂的预防

子宫切除术后顶端脱垂（post-hysterectomy vaginal vault prolapse，PHVP）是经腹或经阴道子宫切除术后的罕见并发症。资料显示，PHVP 的发生率为 0.2% ～ 43%。根据 DeLancey 提出的"阴道三水平支持"理论，子宫切除术后必然伴随有第一水平的缺陷，继之有导致阴道穹隆脱垂（vaginal vault prolapse，VVP）的潜在可能。为预防 PHVP，可以在子宫切除时考虑一并行预防措施。

现研究中有几种手术可以降低 PHVP 的发生率：① McCall 后穹隆成形术（McCall culdoplasty），又称阴道骶韧带悬吊术，优点：能够较好地悬吊阴道，维持阴道轴向及长度。该术式有较多改良术，改良的 McCall 后穹隆成形术可以更好地避免损伤输尿管。一项对 185 例接受阴道子宫切除术患者的回顾性研究表明，接受该手术后 99% 的病例术后阴道穹隆支撑良好。②骶韧带高位悬吊术（high uterosacral ligament suspension，HUS）是在 McCall 后穹隆成形术的基础上形成的。优点：自体组织悬吊，术后性功能恢复更好，得到更好的生活质量，不需要任何组织分离，微创；术后成功率达到 98.3%。缺点：输尿管损伤发生率可达 0.5% ～ 11%，故术后必须行膀胱镜检查。③骶棘韧带固定术（sacrospinous ligament fixation，SSLF），优点：经阴道手术创伤小，腹壁无手术瘢痕，对肠道功能干扰少，符合患者对微创的要求，安全性高。缺点：改变了阴道轴向，使子宫过度后倾，限制了子宫活动度，易导致盆腔痛、感染及性交痛。骶棘韧带缝合时易造成损伤，形成血肿。④笔者团队采用在腹腔镜子宫切除术同时行骶韧带 – 阴道加固缝合悬吊术，同样具有很好的预防效果，同时降低了盆底功能障碍性疾病发生。方法：子宫切除并完成阴道残端常规缝合后，以 2-0 不可吸收缝线邦从单侧骶韧带残端的外侧进针，贯穿双侧骶韧带残端后再将中间的阴道残端连续缝合后再重复贯穿缝合双侧骶韧带，形成 1.5 圈"荷包"状缝合并缩紧、打结后整个常规的阴道残端就变成由骶韧带 – 阴道残端形成"人工宫颈环"。

POP 的临床分度

临床上需要应用分期体系来评价器官脱垂的严重程度，目前也有不少评估方法，但对于各种评估方法的价值优劣，医生的看法莫衷一是。我国常用的方法主要有两个：一是国内临床传统分度法；二是 POP-Q 定量分期法。两者目前应用都比较广泛，基层医院选择前者为多，三级医院尤其是具有盆底亚专科的医院选择后者较多。目前国际上普遍采用 POP-Q 评分系统进行 POP 的评估，对统一诊断标准、比较相互间的治疗效果、增进国际交流起到了重要作用。目前有关 POP 的研究论文，采用 POP-Q 定量分期法才有可能被期刊接收和发表，所以，我们有必要学习和掌握。

48. 国内临床传统分度法简便但较主观

该方法由 1981 年全国部分省市、自治区"两病"（子宫脱垂及瘘）防治科研协作组提出的意见，将子宫脱垂和阴道前、后壁膨出都分为3度（表1至表3）。该方法最大的优点就是简单、易学、实用，缺点也很明显，具有较大的主观性。

表 1　子宫脱垂中国传统分度

分度	定义
Ⅰ度轻型	宫颈外口距处女膜缘＜4 cm，未达处女膜缘
重型	宫颈外口已达处女膜缘，阴道口可见宫颈
Ⅱ度轻型	宫颈脱出阴道口，宫体仍在阴道内
重型	部分宫体脱出阴道口
Ⅲ度	宫颈与宫体完全脱出阴道口外

表 2　阴道前壁脱垂中国传统分度

分度	定义
Ⅰ度	阴道前壁形成球状物，向下突出，达处女膜缘，但仍在阴道内
Ⅱ度	阴道壁展平或消失，部分阴道前壁突出于阴道口外
Ⅲ度	阴道前壁全部脱出阴道口外

表 3　阴道后壁脱垂中国传统分度

分度	定义
Ⅰ度	阴道后壁达处女膜缘，但仍在阴道内
Ⅱ度	阴道后壁部分突出于阴道口外
Ⅲ度	阴道后壁全部脱出阴道口外

49.POP-Q 量化分期系统相对客观且应用广泛

POP-Q 量化分期系统是基于 Petros 的盆底整体理论和 Delancey 的阴道支持结构"三水平理论""三腔室理论"而建立起来的一种新的 POP 严重程度评价方法。1993 年，ICS、美国妇科泌尿协会（American Urogynecologiy Society，AUS）及 ACOG 先共同拟定草案，1996 年正式颁布并推广应用于临床。POP-Q 量化分期系统推出后逐步得到国际上认可，目前已成为国内外应用最广泛的 POP 评价体系。

ACOG 临床实践指南（2019）建议：POP 治疗前应该进行 POP-Q 评分，以客观地评估和记录脱垂程度。治疗前评估和记录脱垂的程度非常重要，手术医生可以根据术前评分来判断术后解剖复位是否成功。POP-Q 评分系统是目前唯一一种可以同时有效对三腔室进行客观评测的方法。POP-Q 系统得到国际国内各个主要的妇科泌尿协会推荐，大多数学术期刊也都采纳 POP-Q 量化分期作为标准方法。虽然巴登－沃克系统可描述临床脱垂，但 POP-Q 系统更精确，且可重复。

同时，POP-Q 评分也可客观评价临床治疗术后解剖学复位和复发情况。盆底重建手术的重要原则是以解剖学复位促进功能恢复，POP-Q 评分可以很好地反映术后恢复情况，并可与术前 POP-Q 评分对比。通过手术前后的纵向比较，既可以了解 POP 纠正与否及纠正程度，同时如果有复发，也可看出复发的部位及程度，从而评价手术效果，且可横向比较不同术式的疗效，评价不同手术的成功率、复发率。

50.POP-Q 量化分期系统中各点、线的定义与意义

POP-Q 量化分期系统采用 6 个点、3 条线来描述前、中、后盆腔脏器脱垂的情况。

Aa、Ba 点反映前盆腔脱垂的情况：Aa 点为阴道前壁正中距离处女膜缘 3 cm 的点，基本上与尿道膀胱入口处水平，Aa 点下降提示尿道下移，容易发生压力性尿失禁；Ba 点并非一个固定的位置，而是 Aa 点与 C 点之间的脱垂最远点，表示膀胱膨出的最低位置，此点不太容易掌握，尤其存在顶端脱垂时，有时不能客观反映膀胱脱垂的真实情况。

C 点和 D 点反映中盆腔脱垂情况：C 点为宫颈最低点，可以在宫颈前唇，也可以在后唇，以最低为准，如果子宫已经切除，则 C 点为阴道瘢痕最低点；D 点是骶韧带宫颈附着处，如子宫切除则无 D 点。C 点与 D 点间的距离代表宫颈长度。对于一个没有宫颈延长的女性来说，两者间距离是恒定的，如果距离逐渐增大，意味着宫颈延长。平均差值在 3 cm 左右，如果＞ 5 cm，也提示宫颈有延长。

Ap、Bp 点反映后盆腔情况：Ap 点为阴道后壁处女膜缘上

3 cm 处的点，代表肛管与直肠移行部位水平；Bp 点为 Ap 点与 D 点之间的最低点，反映后壁上段膨出的情况，如果其 Bp 点下降，可能是直肠膨出，也可能是小肠疝，需要临床鉴别。

3 条线分别是 TVL（阴道全长）、gh（生殖道裂孔长度）和 pb（会阴体长度）。虽然此 3 条线未直接参与分期的定性，但参与计算脱垂点距离并部分反映远端支持（Level 3）的情况。当 gh 过大、pb 减小时，提示盆底生殖道裂孔增大，表明会阴体损伤等远端支持差，水平支持（Level 2）和顶端支持（Level 1）将承受更大的压力，在腹压增大的情况下，盆腔器官易从生殖道裂孔脱出。所以，在行盆底重建手术纠正 POP 时，也要重视 Level 3 的修复，重建会阴体，缩小 gh，从而恢复远端支持，有助于降低复发率。

根据笔者前述阴道脱垂为核心的观点，Aa 点反映的是阴道前壁下端脱垂（尿道膨出）情况；Ba 点反映的是阴道前壁上段脱垂（膀胱脱垂）的情况；C、D 点同步下降反映阴道顶端脱垂（子宫脱垂、穹隆脱垂）的程度，单纯 C 点下降则提示宫颈延长；Ap 点反映阴道后壁下段（会阴体缺陷）的程度，Bp 点反映阴道后壁上段膨出 [直肠膨出和（或）肠疝] 的程度。这样就与阴道分段支持一一对应起来了，比较容易理解和掌握。

*51.*POP-Q 量化分期系统中各个点的测量及临床分期

6 个点以处女膜缘为界，平处女膜缘为 0，在其上方为负值，下方为正值，单位为厘米（cm）。Aa 点位于 − 3 ～ + 3 cm。Ba 点测量时需准确判断 Aa 点以上阴道前壁脱垂的最低处，范围在 − 3 cm ～ +TVL。C、D 点位于 − TVL ～ TVL − 2 cm。Ap 点位于 − 3 ～ + 3 cm。Bp 点为 Ap 点与 D 点之间的最低点，范围在 − 3 cm ～ +TVL。

临床分期：任何一点＜ − 1 cm 为 I 期；− 1 ～ +1 cm 为 II 期，＞ +1 cm ～＜阴道全长（TVL）− 2 cm 为 III 期，≥ TVL − 2 cm 为 IV 期。

*52.*POP-Q 量化分期评估系统的不足

POP-Q 评分系统虽相对客观，可重复性好，但这是建立在每位医生都能实施准确测量的基础之上，而事实上比较难实现，因此大大制约了其应用。

首先是学习曲线长，因评分方法复杂，自学时理解有相当难度，需要有经验的医生亲自讲授，还要结合临床不断体会才有可能掌握好，极大地挫伤了医生的积极性。据测算，我国各级医院中使用 POP-Q 评分的比例总体未达 50%，多数在三甲大医院中应用。其次是 POP-Q 评分系统存在先天的硬伤，无法区分阴道前壁脱垂究竟是阴道前筋膜缺陷（所谓的中央缺陷）还是阴道旁侧的盆内筋膜缺陷（所谓的旁侧缺陷）所致；Ba、Bp 和 D 点的定位有时模糊不清，不能反映真实的临床情况，必须要结合医生的临床经验才能诊断正确。此外，症状的严重程度与分期也没有很好的线性相关关系。

因此，手术医生不能仅仅根据他人 POP-Q 的评分或分期轻易做出治疗决策，必须亲自检查每例患者，结合患者的症状及医生的经验，方有可能做出更准确的判断和更恰当的决策。同时，由于 POP 的症状与脱垂程度不呈相关性，而 POP 的治疗取决于症状及脱垂对日常生活质量的干扰程度，而非脱垂本身，所以 POP 评估的价值需视情况而定。

53.POP-Q 的改良

鉴于 POP-Q 学习曲线比较长，使用中比较复杂，也存在一定的问题，早在 2006 年即有学者对其进行简化（即 S-POP-Q），是将 6 点测量简化为 4 点测量（阴道后壁各一点，顶端维持 C、D 点）。S-POP-Q 与 POP-Q 具有很好的相关性，既简便又客观，是临床分度法和 POP-Q 法的结合，便于临床医生掌握和使用。因此，推荐 POP-Q 分度法作为标准化的盆腔器官脱垂量化系统，而 S-POP-Q 更适合大多数基层卫生保健人员采用。由于此方法并非主流接受，不在此处详述，有兴趣者自行学习。

国际 POP 指南解读

近两年，国际上相关协会、组织机构陆续发布了新的盆底器官脱垂指南，尤其是对于目前经阴网片手术存在的安全性问题做了重要的更新。笔者遴选其中影响力较大的三个指南进行解读，以便于读者更好地了解国际动态，并指导自己的临床实践。这三个指南分别是 2019 年 12 月由 ACOG 和美国妇科泌尿学会联合发布的《ACOG 盆腔器官脱垂临床实践指南中期更新》、2019年 4 月由英国 NICE 发布的《女性尿失禁与盆腔器官脱垂管理指南》，以及 2018 年 2 月由 *Maturitas* 杂志发布的《老年女性盆腔器官脱垂的当前管理：EMAS 临床指南》。

54. 指南概况与制订的初衷

各指南均由在泌尿妇科、盆底医学、老年医学领域具有相当影响力的机构发布，指南一致认为，盆腔器官脱垂的治疗是一项常见而富有挑战性的任务，POP 的管理需要相当多的临床技能，要具有盆底内外科两方面的知识和能力。治疗模式多样，常常需涉及多学科协作，必要时应及时转诊到更有经验的专业人士。因此，很有必要发布相关的指引。指南的主要内容，一方面在于综述目前女性盆腔器官脱垂领域的现状与进展，并基于循证医学证据对 POP 的筛查、诊断及治疗行为做出相应的建议；另一方面强调应建立在现有最佳科学证据相一致基础上实施 POP 的有效管理。

各指南中的建议均基于现有证据，且经过反复权衡，代表着 ACOG、NICE 或专家组共同的观点。建议盆底相关从业者在做出决策之前，充分参考指南，并综合考虑患者的个体化需求和价值观。指南中的建议并不具有强制约束力，患者、家属或监护人经过协商，有权根据自身情况做出相应决定。

55. 强调 POP 初始评估是后续诊疗的基础

现有证据表明，通过患者不适主诉可以准确地识别 POP，但多数患者并没有症状或者不知道现有症状与 POP 有关，经妇科体检才得以偶然发现。POP 诊疗决策的有效性与安全性取决于初始评估是否准确。

指南首先强调评估的专业性，对于初级医疗机构的全科医生甚至无盆底经验的普通妇科医生，只需初步判断 POP 是否存在即可，然后应该转诊到具有脱垂专业知识的临床医生，以保证评估的准确性。

初始评估项目应包括全面的病史、症状的轻重、体格检查和患者对治疗的预期目标，其中对症状的评估和 POP-Q 量化评分是重中之重。因为通常只有当脱垂导致泌尿系、肠道和性功能障碍等情况严重影响到生活质量时，才需要进行治疗。POP-Q 系统是目前 POP 评估方法中最为准确、客观、标准化的措施，具有良好的一致性和可重复性。客观、准确的 POP-Q 评分既可以作为分期诊断，也是术后解剖复位有效性的指标，以及远期随访中的参照标准。

下尿路功能评估包括漏尿量、失禁类型及膀胱排空是否充分。肠道功能评估包括有无排便困难、通便剂使用、大便失禁和直肠排空不净的病史，大小便潴留通常与直肠膨出有关。性功能评估包括性交痛、性交性（尿、粪）失禁和性障碍等。

体格检查注意事项：使用可分离的两叶式窥阴器分别观察阴道顶端、前壁和后壁情况，同时让患者做 Valsalva 动作或反复咳嗽或两者兼施。如怀疑评估不准，考虑变换体位（蹲位或立位）甚至多次检查，以利于准确评估脱垂的程度。

评估项目还应该包括患者个人意愿、合并症，包括认知或躯体功能障碍、年龄、生育要求、腹部或盆底手术史等诸多事项。其中患者个人意愿是一个比较关键的问题，涉及医生沟通能力、对医生的信任度，以及近远期不良预后的接受度等，需要重视。

56. 盆底肌评估与训练的价值

术前应该对盆底肌肌力进行评估，根据肌力强度描述为"无""弱""正常"或"强"等级别。盆底肌肉训练包括盆底肌肉收缩，以提升肌肉的力量、耐力和时长，以便更好地支持盆腔器官。几项荟萃分析显示，有症状的轻度 POP 患者接受盆底肌肉训练治疗后，其脱垂症状和 POP 严重程度有显著改善。因此，对于 POP-Q 评估为 1 期或 2 期的症状性 POP 患者，应首选盆底肌训练，至少 16 周。如果该方案有效，建议继续盆底肌训练。盆底肌康复技术包括生物反馈和电肌肉刺激。虽然大多数专家认为盆底肌肉训练对 POP 手术有用，但对于盆底肌肉训练在辅助 POP 手术中的有效性，目前还缺乏数据支持。

57. 尿动力学检查的必要性

如果脱垂超出处女膜或患者有排尿异常，应通过导管或超声检查以明确残余尿量。如有尿急或其他下尿路症状，还需要检查尿液分析，必要时培养和显微镜下观察。如果患者脱垂程度达 II 期及 II 期以上或有排尿障碍，需要考虑行尿动力学检查；但需要进一步细分，有证据显示，对于初次手术前有明显压力性尿失禁患者，尿动力学检查对评估压力性尿失禁或混合性尿失禁没有任何益处。因此，在这种情况下，大多数女性没有必要进行尿动力学测试。根据专家经验，如果诊断初次术前不清楚或者如果女性有排尿功能障碍、前部或顶端脱垂的症状，或者有压力性尿失禁手术史，尿动力学检查可能是有益的。

上述建议有可能会减少临床实践中执行的不同，正是由于术前尿动力学检查临床价值有较大的不确定性，主张尽量避免不必要的术前尿动力学检查。

如果初始评估的结果与症状不一致，可能需要更特异的影像学检查或转诊到妇科泌尿专家。

58. 生活方式改变的意义

由于患者可能并不知道排尿或排便功能障碍等症状与 POP 有关，对于所谓的无症状患者，有必要进行宣教。一些症状可以通过改变生活方式来管理和控制，例如，最大限度地减轻日常负重；补充纤维素和使用渗透性泻药可预防或治疗便秘；端坐时抬高脚部可减少膨出产生的症状。在专业指导下或自行进行 Kegel 法盆底肌锻炼，可以改善症状或延缓 POP 的进展。对于 BMI > 30 的肥胖患者，则建议减肥。

59. 雌激素用于防治 POP 的有效性

绝经过渡期间雌激素的减少会导致阴道和外生殖器的改变，

这些改变统称为外阴阴道萎缩（vulvovaginal atrophy，VVA）。任何雌激素的使用，无论是口服的、经皮的还是阴道的，都能改善 VVA。因此，对有 POP 和阴道萎缩征象的患者，可考虑阴道局部使用雌激素。对于患有认知或躯体功能障碍的 POP 和阴道萎缩征象的患者，鉴于其不便使用雌激素子宫托或乳膏，可考虑选择可释放雌激素的节育环。虽然阴道雌激素的使用改善了手术时阴道成熟指数，增加了阴道上皮厚度，但这并不意味着阴道上皮下层 / 肌层厚度的比值增加。一项研究发现，术前使用阴道雌激素可以减少手术后菌尿的频率，但症状性膀胱炎的发生率没有差别。

在雌激素与防治 POP 方面，虽然阴道雌激素治疗能缓解泌尿生殖器的萎缩，但没有证据表明它在预防或限制 POP 的进展方面是有益的。WHI 最近的一项分析表明，子宫切除术同时切除双侧输卵管卵巢没有增加膀胱或直肠膨出的风险；甚至发现，双侧输卵管卵巢切除术和后续没有给予补充激素治疗对膀胱膨出或直肠膨出有保护作用。这些都提示雌激素治疗在防治 POP 方面的效果有限。当然，也没有研究发现术后阴道应用雌激素增加了手术并发症（如网片侵蚀）等不良事件。

总体而言，虽然阴道应用雌激素是安全的，但其减少术后早期尿路感染的可能性和围术期症状的证据极为有限。

60. 子宫托是治疗 POP 的首选推荐

对于考虑治疗的 POP 妇女，应首推子宫托治疗，作为手术的替代方案。对于症状性 POP 妇女，如果有生育要求，应给予子宫托治疗。子宫托是一种有效的非手术疗法，高达 92% 妇女可以成功放置子宫托。

应教会患者自行取出和放置子宫托。2% ～ 9% 患者因子宫托压迫阴道壁可能导致局部缺血性改变或侵蚀，可通过取出子宫托 2 ～ 4 周和局部使用雌激素治疗，也有不使用局部雌激素的。如果问题持续，需要增加子宫托更换频次或者寻求更合适的子宫托。对于痴呆症患者，护理人员应帮助其定期取放子宫托，以避免发生并发症。尽管偶可并发阴道瘘，鉴于子宫托的使用是一种低风险的干预措施，仍应提供给所有希望治疗的 POP 妇女。

子宫托治疗前的注意事项：外用雌激素治疗阴道萎缩；为患者选择合适的子宫托；讨论不同类型的子宫托对性生活的影响；告知可能的并发症，包括阴道分泌物增多、出血、子宫托取出困难或脱落；告知子宫托应至少每 6 个月需取出一次，以防止出现因子宫托继发的严重并发症。

61. POP 手术适应证

深受 POP 的症状困扰、非手术治疗失败或拒绝非手术治疗是 POP 手术治疗的指征，但务必确定该症状归因于具体哪个腔室，因为这有助于正确的手术决策。手术可有经阴道和经腹等多种手术途径，具体术式和路径选择应根据脱垂部位、脱垂程度、症状特点（如出现了泌尿道、肠道或性功能等障碍）、患者的一般身体状况、意愿及医生的技术来综合考虑。

62. 自体组织经阴重建是初治 POP 患者的首选手术方案

阴式子宫切除术和顶端悬吊术联合阴道前后壁修补术是目前治疗大多数子宫脱垂合并阴道前后壁脱垂的有效方法。对于子宫脱垂患者，单纯行阴式子宫切除术是不够的，应在子宫切除术的同时行阴道顶端悬吊术，以降低复发的风险。经阴自体组织修复手术因其不使用合成网片或其他移植材料，相对风险较低，被认为是大多数初治 POP 妇女的选择。然而，也要注意，单一的阴道前壁、后壁或顶壁脱垂重建修复手术经阴道修复成功率高，而对于严重脱垂或多腔室 POP 患者，经腹部手术更为有效和安全。

63. 自体组织的阴道顶端重建手术方式与选择

子宫和穹隆脱垂的重建手术为阴道顶端悬吊术，手术的方式可多达 20 余种，目前并无足够证据显示具体术式的优越性。经阴骶韧带悬吊术和骶棘韧带固定术是其中较为常选择的方案。

现有证据表明，两者疗效相等，且在解剖复位、功能恢复和不良事件发生率等方面均没有显著性差异。在顶端支持缺陷的手术与盆底肌训练管理临床试验研究（the operations and pelvic muscle training in the management of apical support loss trial，OPMTMASL）中，高位骶韧带悬吊术 2 年随访的手术成功率为 64.5%，而骶棘韧带固定术的成功率为 63.1%。

2 年严重不良事件发生率：骶韧带悬吊术为 16.5%，骶棘韧带固定术为 16.7%。骶韧带悬吊术可以将阴道顶端的两侧固定在同一侧的骶韧带，也可以固定在已折叠缝合于中线的骶韧带复合体。将足够长的一段子宫骶韧带附着于阴道很重要，通常骶韧带中段达坐骨棘水平。另外，骶棘韧带可以用来固定阴道顶端，常只进行右侧骶棘韧带单侧固定，以避免损伤结肠。

64. 骶骨固定术是顶端重建手术的金标准

有效支持子宫或阴道穹隆是重度 POP 手术治疗的基本要素，也具有挑战性。经腹阴道骶骨固定术是一种行之有效的手术方法，被认为是治疗子宫或阴道穹隆缺损的金标准。该术式是在阴道顶端与骶骨前纵韧带之间以一张人工合成网片桥接。适应证包括重度子宫脱垂或穹隆脱垂、阴道缩短、腹腔内有其他病变、存在复发的高危因素（如年龄＜60 岁、脱垂Ⅲ度或Ⅳ度、BMI ≥ 26 等）。对于具有合成网片相关并发症发生的高危因素

（如长期使用激素、吸烟）可以考虑选择使用生物网片或其他替代方案。

对于使用生物网片的经腹骶骨固定术，各项研究的结论不尽相同。一项研究显示，猪源性真皮网片与聚丙烯合成网片的疗效相似；然而，该研究中使用的猪真皮网片已无法获取。另一项随机研究中，使用聚丙烯网片手术的 5 年后解剖学复位效果要明显优于使用尸体阔筋膜者（93% $vs.$ 62%）。

与自体组织的阴道顶端重建术相比，使用合成网片的经腹骶骨固定术的复发风险降低，但与网片相关的并发症增加。一项随机对照研究还显示，使用合成网片的骶骨固定术解剖复位成功概率是自体组织顶端重建术的 2 倍（OR=2.04）。但与自体组织手术相比，网片手术的并发症也增多，如肠梗阻或小肠梗阻（2.7% $vs.$ 0.2%）、血栓（0.6% $vs.$ 0.1%），以及与网片或缝合相关的并发症（4.2% $vs.$ 0.04%）。此外，由于网片的应用，与网片并发症相关的重复手术率明显增加。一项长达 7 年的研究随访（CARE研究）发现，网片相关并发症（阴道侵蚀、内脏器侵蚀和骶骨炎）的发生率为 10.5%，增加了相当多的再次手术机会。然而，CARE 研究中很多使用的是多股丝编织的小孔径合成网片，而不是单股丝编织的大孔径 1 型网片，这可能与网片并发症的增加有关。目前美国主要使用 1 型合成网片。也有研究认为，与经阴道手术相比，骶骨固定术的主观、客观复发的风险均较低，重复脱垂手术、术后 SUI 和性交困难的风险也较低。

65. 经腔镜修复手术的价值

盆底重建手术多数经阴道完成，经腹部或经腹腔镜手术多见于顶端重建手术，尤其是骶骨固定术，其他手术相对少见。如上所述，骶骨固定术是治疗重度顶端缺损的金标准。现有研究表明，目前大多数关于骶骨固定术的研究都采用了开放性路径，但由于腹腔镜融合了有效性和微侵袭性，且无论是否同时实施次全或全子宫切除术都可以顺利完成，现在更倾向于经腹腔镜来完成。与采用开腹手术相比，采用微创入路术式的患者住院时间更短，恢复时间更快，出血量显著减少，术后疼痛更少，短期疗效为85% ～ 100%。机器人手术系统现在也逐步在临床应用，大大改善了外科医生的视野、灵巧度和人体工程学，从而使技术上原本困难的手术变得容易，在盆底重建手术中显得特别有用，可能会对这一领域产生深远影响。目前数据表明，腹腔镜手术可能更具成本效益，并为患者带来更多好处。在两项随机对照研究中，与腹腔镜组相比，机器人辅助组的手术时间延长、术后疼痛明显，且成本更大。随访术后 6 个月到 1 年，其解剖复位和功能恢复结果类似。因此，鉴于目前的文献较少，尚没有足够证据说明应该推荐哪种微创方法。解剖复位与功能恢复的长期效果及患者的安全性等，还需要进一步的研究比较，方可明确机器人手术是否更为有益。

近年兴起的用于治疗重度顶端脱垂的顶端旁侧腹壁网片悬吊术，被认为可有效避免骶前解剖及其相关并发症，比骶骨固定术同样有效，且更安全、更简单；然而，目前尚未见有一项比较两者间疗效与安全性的临床试验。

66. 不建议经肛门路径行阴道后壁修复术

经肛门手术包括折叠术，是治疗直肠脱垂或肠套叠伴排便功能障碍的有效方法，然而，需要考虑其对肛门括约肌功能的影响，有可能增加粪失禁。系统性回顾结果表明，与经肛门入路相比，经阴修复手术的脱垂症状复发更少（$RR=0.4$），临床检查复发率更低（$RR=0.2$），粪便排泄造影术显示平均直肠膨出深度更浅（1.2 cm）。因此，阴道后壁修复术经阴切口比经肛入路更有效。

67. 阴道封闭性手术的价值

选择重建术还是闭合术取决于临床医生的技术和患者的性需求。封闭性手术是指对阴道进行缩窄、缩短或完全封闭的手术方法，对于那些没有性生活要求或阴道保留意愿的严重内科合并症（如心脏病、慢性阻塞性肺疾病或血栓栓塞性疾病等）的 POP患者，特别是不能耐受全身麻醉或长时间手术者（封闭性手术可以在局麻或区域阻滞麻醉下进行），应该作为一线手术方案。封闭性手术的主观和客观改善率都较高，分别为98%和90%，且复发风险低。在一项接受了封闭性手术的老年妇女（平均年龄为79岁）的多中心前瞻性研究中，95%患者（125/132）表示对手术效果感到满意或非常满意。手术1年后只有9%（3/32）表示后悔接受了阴道封闭手术。应告知患者这种手术是不可逆的，接受阴道封闭手术的患者必须承诺不再有经阴道性行为的要求。

常用的封闭性手术包括阴道半封闭术（Le Fort术式）和阴道全封闭术。对于拟切除子宫的POP患者或子宫切除术后的阴道脱垂患者，可选择阴道全封闭术。阴道全封闭术是切除整个阴道黏膜，然后将其阴道创面缝合并翻转。对于希望不切除子宫、有明显内科合并症、无阴道性交需求的POP患者，应选择Le Fort阴道半封闭术。该术式是将阴道前壁和后壁各切除部分黏膜，然后缝合起来形成一纵隔，两侧留有管腔，可排泄宫颈及宫腔分泌物。由于手术后无法暴露宫颈，手术前必须行宫颈细胞学检查、HPV病毒检测及子宫内膜检查，以排除宫颈和内膜相关病变。该方法具有疗效确实、成功率高和患者满意度高等特点。对于任何封闭性手术，都建议同时行尿道折叠术或尿道中段悬吊术及会阴修补术，以降低术后压力性尿失禁和阴道后壁脱垂复发的风险。

68. 如何看待经阴网片重建手术

随着 2019 年美国 FDA 的禁令，FDA 没有再批准任何一个经阴合成网片产品用于治疗 POP，医生也无法再为患者提供经阴网片手术服务。但需要注意的是，此次 FDA 公告仅针对用于治疗 POP 的经阴合成网片，并不适用于压力性尿失禁的经阴合成网片和经腹放置的网片。

虽然 2019 年 FDA 的公告禁止销售经阴网片产品，但这一禁令只在美国生效，而全球其他地区的医生，甚至美国一些医生可能仍然会为部分经过筛选的阴道前壁和顶端脱垂患者提供经阴道补片手术。这一禁令应被限制用于那些获益可能多于风险的高风险人群，例如，复发性 POP 患者（尤其是前部或顶端）及不能耐受长时间和创伤大的开腹或腹腔镜手术的内科合并症者。在合成网片移植物植入阴道前壁之前，患者应签署知情同意书，表示知晓手术可能带来的益处与风险，并有跟患者讨论过可能的替代方案。

FDA 同时建议，已接受了阴道合成网片修复手术的患者，如未出现任何症状或并发症，不需要进行任何干预，继续按常规随访，并随时向医生报告出现的并发症或症状，包括持续阴道出血或流液、盆腔疼痛及性交痛等。

69. 阴道前壁修复手术方式与推荐

阴道前壁修补术是目前治疗阴道前壁脱垂的有效方法。因许多阴道前壁脱垂的妇女合并有顶端脱垂，手术应同时对阴道前壁和顶端脱垂进行矫正，以降低复发风险。旁侧缺陷是由覆盖于肛提肌表面的筋膜缺陷所致的阴道外侧壁脱落，通过妇检诊断阴道旁侧缺损经常不可靠。此外，如果怀疑有旁侧缺损，通常会有顶端支持的缺陷存在。顶端支持修复手术通常可以解决多数阴道前壁缺损（包括旁侧缺损）问题。

与自体组织修复手术相比，将生物移植材料用于阴道前壁脱垂的经阴修复手术收效甚微。系统性回顾结果表明，与自体组织阴道前壁修复相比，使用生物移植材料的前壁修复术的主观脱垂率和重复手术风险率相似，但自体组织修复手术呈现出相对更高的前壁脱垂复发风险（RR=1.32）。然而，对生物移植材料类型进行的亚组分析显示，自体组织和猪真皮移植材料的复发风险没有显著性差异，而它是在所纳入的研究中最常被使用的移植材料。有数据表明，与阴道前壁修补术相比，网片手术具有更高的治愈率、更少的盆腔器官脱垂重复手术，以及更低的复发率。但随着时间的推移，网片暴露和侵蚀等并发症可能会增加，尤其是年轻女性具有明显的相关性。基于此，首先应该推荐无网片的前壁修补术，然而由于部分无网片修补术后复发的患者存在持续性脱垂、膀胱排空问题、阴道皮肤溃疡、反复的尿路感染、疼痛和不适、性功能障碍及社交生活障碍等问题，可能倾向于接受网片手术，也愿意承担相关的风险。也就是说，在网片手术相关的风险和不治疗的潜在危害之间，患者有权经仔细权衡后做出知情的选择。

70. 阴道后壁修复手术方式与推荐

阴道后壁脱垂包括高位缺陷（阴道穹隆脱垂和肠疝）和中低位缺陷（直肠膨出）。修复阴道后壁脱垂可采用经阴道、经肛门或腹部入路。关于治疗不同后室脱垂的最佳方法，妇科医生和直肠科医生存在争议。直肠膨出属于直肠脱垂的一种，当伴有排便症状时，应该在术前进行彻底的直肠检查。手术策略还应着眼于恢复肠功能，而没有排便症状的低位直肠膨出，通常表现为单纯的肿胀，可通过传统的阴道后壁修补术进行治疗，成功率为76% ~ 100%。修复时要特别注意避免增大提肛肌张力而继发疼痛。如果合并会阴缺损，可以根据需要进行修补，将会阴肌重新贴附于直肠阴道隔。特定部位修补术是阴道后壁修复的另一种方法，游离阴道黏膜，然后缝合修复局部的缺损组织。常需要通过阴道和直肠指诊，以辨别直肠阴道筋膜缺陷的位置。回顾性研究发现，对于症状性阴道后壁脱垂，特定部位修补术的复发率较高为11%，而传统术式的复发率为4%；但一项前瞻性研究显示两种术式的结果相似。

阴道后壁脱垂经阴修复手术中使用合成网片或生物移植物不能改善预后，且增加了网片相关的并发症。

71. 保留子宫的 POP 修复手术方式与推荐

患者出于各种原因，如保留生育功能、维持体形或担心影响性功能等可能选择不切除子宫。替代的手术方法有经腹或腹腔镜（有或无机器人辅助）子宫骶骨固定术、经阴道骶棘韧带子宫固定术、曼彻斯特修复术，LeFort 式阴道半封闭术等。2016 年一项队列研究对腹腔镜子宫骶骨固定术与经阴网片子宫固定术进行比较，两组随访 1 年的疗效、并发症、出血和住院时间等方面均无显著性差异。

72. 保留子宫与切除子宫 POP 术式间的比较

与切除子宫相比，保留子宫的优点是手术时间缩短。如果使用网片，发生网片侵蚀的概率也会降低。选择子宫切除的 POP 患者则减少了子宫癌、宫颈癌和任何涉及子宫颈或子宫异常（如子宫内膜活检）的操作或手术风险，不会怀孕，也不会有子宫出血或疼痛等问题。

在一项研究中，对Ⅱ度及Ⅱ度以上 POP 患者，经阴子宫切除术的脱垂复发风险要低于子宫固定术。在另一项随机试验中，比较了子宫骶骨固定术与经阴子宫切除术联合骶棘韧带穹隆悬吊

术用于 Ⅱ 级及 Ⅱ 级以上 POP 患者的疗效，发现子宫骶骨固定术后的顶端脱垂症状复发与重复手术率并不劣于子宫切除术组，固定组为 0（n=50），切除组为 4.0%（n=54），随访 12 个月后的差异达 23.9%。另一项比较两组术后的性功能，研究发现，切除子宫与否也没有显著性差异。关于子宫固定术后妊娠缺乏相应的资料。当然，以上研究还需要继续长期随访观察。

73. 术中膀胱镜检查的必要性

POP 手术时，如果膀胱或输尿管损伤风险较大，如高位骶韧带悬吊术、骶骨固定术、阴道前壁修补术，以及使用网片的前盆和顶端重建术，应常规进行术中膀胱镜检查。膀胱镜检查应在 POP 重建术后，患者仍处于麻醉状态时进行，仔细检查膀胱的完整性，观察输尿管出口的喷尿情况，如发现输尿管口无尿排出或流量减少及膀胱损伤等，应当即在术中处理。泌尿系损伤一旦不能及时发现，可能导致更严重的后果。

74. 对于合并压力性尿失禁的 POP 妇女，POP 手术时应考虑同时进行抗尿失禁手术

所有明显的阴道顶端和（或）前壁脱垂的患者，都应在术前评估是否有隐匿性 SUI，于脱垂复位状态下做咳嗽压力试验或尿动力学检查。有些患者只有在脱垂复位时，才会呈现出阳性结

果。脱垂可能造成尿道阻塞或尿道与脱垂阴道前壁的扭结，从而掩盖 SUI 的存在，待手术后才表现出来。对症状性 POP 和已存在 SUI 症状的妇女，应同时矫正这两者，以减少术后持续性 SUI 或 SUI 进一步加重。目前没有哪个手术可以同时解决 POP 和尿失禁问题，需要同时实施两个手术。因此，对于症状性压力性尿失禁妇女，在接受 POP 手术时，应考虑同时进行抗尿失禁手术。抗尿失禁手术的方式通常宜根据 POP 的手术路径来进行选择。

对经阴重建手术的患者，应权衡术后出现 SUI 的风险和加行抗 SUI 手术增加相应并发症的风险。一些医生赞成分阶段实施方案，认为只有当患者 POP 手术后出现了 SUI，才再次给予实施抗尿失禁手术。

75. 对于没有压力性尿失禁的 POP 患者，决策需权衡

对于没有压力性尿失禁的 POP 患者应被告知：如果经腹或经阴盆底重建时不同时行抗尿失禁手术，术后有可能会出现压力性尿失禁，但同时行抗尿失禁手术也有增加相应手术并发症的风险。术前没有 SUI 的 POP 患者，经腹盆底重建术时加 Burch 手术或者经阴盆底重建术时加耻骨后尿道中段悬吊术可降低术后 SUI 的风险。在 CARE 临床研究中，术前没有 SUI 的妇女，在经腹盆底修复术时随机分为加 Burch 手术组和对照组，加 Burch 手

术组的术后 SUI 发生率更低（34% *vs.* 57%）。类似的结果也在一项经阴盆底重建术同时加预防性尿道中段悬吊术的研究中出现，预防组 24% 术后出现 SUI，而对照组有 49% 出现 SUI。

76. POP 手术并发症的管理

自体组织 POP 手术后的并发症包括出血、感染（通常是尿路）和排空功能障碍（通常是暂时性的）。少见的并发症包括直肠或膀胱阴道瘘、输尿管损伤、阴道前壁缩短或阴道口缩窄。在 OPMTMASL 临床试验中，自体组织 POP 手术随访 24 个月，16% 妇女出现性交痛。阴道的解剖变化可能导致盆腔痛和性交痛。瘘和输尿管损伤需要立即转诊到有这方面经验的专科医生。术后阴道缩短或缩窄通常可以通过使用阴道雌激素和扩张器渐进性扩张来处理。如果处理无效，建议转诊给有这类并发症处理经验的专家。

使用网片的盆底重建手术有其特有的并发症，包括网片皱缩或侵蚀，可侵蚀阴道、尿道、膀胱和直肠等脏器。经阴道网片手术的网片侵蚀率约为 12%。阴道前壁使用网片修补时，发生侵蚀的风险为 11%，7% 需要通过手术矫正。经阴网片术后性交痛的发生率约为 9%。与网片相关的并发症通常需要多次手术才能解决，建议转诊给具有经过特殊培训且富有经验的女性盆底医学与重建手术专家。

77. POP 复发患者的管理

任何 POP 重建术后都有可能复发，复发率为 6% ～ 30%，因此在实施 POP 手术之前，应告知患者复发的风险，并充分知情同意。对于复发患者应像初诊患者一样对待，在决策之前务必仔细复习既往术前的体格检查结果和手术记录。很多患者可能不选择再次手术，而进行单纯随访或使用子宫托治疗。自体组织顶端重建术后复发的患者如果选择再次手术，可以选择经腹阴道骶骨固定术、使用网片或生物移植材料的经阴阴道顶端悬吊术及阴道封闭术。如果医生有顾虑，不愿意实施手术，建议转诊给有经验的盆底外科医生。

78. 实施网片重建手术的医生应进行专门培训

由于网片手术存在特有的风险和并发症，使用合成网片或生物移植材料进行 POP 手术的医生应接受特殊的培训，培训内容应包括：熟悉使用网片与自体组织修复各自的利弊，并能为患者提供充分的咨询服务；适应证的把握；盆底解剖与手术技巧；围术期护理；并发症的处理等。美国妇科泌尿外科学会专门发布了相关的培训指南，并对经腹阴道骶骨固定术和经阴网片盆底重建术这两种手术进行单独的手术资质授权。

79. 重视 MDT 在盆底诊治中的作用

NICE 和 ACOG 特别重视多学科诊疗团队在盆底诊治中的作用，并要求设置属地性和区域性不同级别的 MDT。根据专家委员会的经验，压力性尿失禁、膀胱过度活动或原发性脱垂患者将受益于属地性 MDT 团队提供的专业意见；而当属地缺乏诊治的条件时，可及时转诊到区域性 MDT 网络内的其他成员，以获得更广泛的治疗选择。对于疑难复杂病例或者出现网片手术相关并发症的患者，应该经区域性 MDT 团队的专家商讨决策。

属地性 MDT 团队成员应包括女性尿失禁和（或）盆腔器官脱垂专家顾问 2 名，泌尿妇科、泌尿外科或护理大小便失禁专科护士 1 名，盆底专科理疗师 1 名，并且还可以包括具有老年照护经验的人员 1 名、职业治疗师 1 名、结直肠外科医生 1 名。

区域性 MDT 团队成员应包括泌尿妇科专科医生 1 名，具备女性泌尿学专业知识的泌尿科医生 1 名，泌尿妇科、泌尿外科或护理大小便失禁专科护士、盆底专科理疗师 1 名，盆底成像方面有专长的放射科医生 1 名，在盆底方面有专长的结直肠外科医生 1 名，在处理骨盆疼痛方面有专长的疼痛专家 1 名，并且还可以包括接受过肠道生物反馈和经肛门冲洗培训的医疗保健专业人员 1 名、临床心理学家 1 名、具有老年照护经验的人员 1 名、职业治疗师 1 名、擅长在闭孔区域手术的外科医生 1 名、整形外科医生 1 名。

80. 总体建议和结论

以下建议和结论基于良好和一致的科学证据（A 级）：

（1）在自体组织修复术中，高位骶韧带悬吊术与骶棘韧带固定术在解剖学复位、功能恢复及术后并发症等方面没有显著性差异（A 级）。

（2）在处理阴道后壁脱垂时，使用合成网片或生物移植材料的手术并没有改善预后（A 级）。

（3）在处理阴道前壁脱垂时，使用合成聚丙烯网片与自体组织前壁修复相比，能够提高解剖复位和主观治愈率，但是一些并发症的发生率也会增加（A 级）。

以下建议和结论基于有限的和不太一致的科学证据（B 级）：

（1）许多体检发现的 POP 妇女并无症状，只有当脱垂导致肿物膨出不适和压迫症状、性功能障碍、下尿路功能障碍或排便功能障碍时，才应作为手术指征（B 级）。

（2）选择治疗的 POP 患者，放置子宫托应作为手术的一种替代方案（B 级）。

（3）子宫脱垂患者在进行全子宫切除术时应该考虑同时行阴道顶端悬吊术，以减少 POP 复发的风险（B 级）。

（4）应用网片的经腹骶骨阴道固定术能降低脱垂复发的风险，但比阴道顶端自体组织修复具有更多的并发症（B 级）。

（5）对于具有典型内科合并症、术后无阴道性交需求或无阴道保留要求的患者，封闭性手术如阴道紧缩、阴道缩短或者阴道全封闭手术可以考虑作为一线治疗方式（B 级）。

（6）使用合成网片或生物移植材料的 POP 修复手术与自体组织修复手术相比，具有特有的并发症（B 级）。

（7）尽管在安全性和有效性方面没有切除子宫盆底重建术那么多证据，但对子宫脱垂患者行子宫固定术也是可行的（B 级）。

以下建议和结论基于初步共识和专家意见的科学证据（C 级）：

（1）在治疗前，推荐进行 POP-Q 评分，以客观评估并记录脱垂的程度（C 级）。

（2）有症状的 POP 患者，如果将来希望怀孕，应考虑给予子宫托治疗（C 级）。

（3）经阴网片修复手术应权衡网片放置的利弊后限定于高风险人群，如脱垂复发患者（特别是前壁和阴道顶端），具有明显合并症不能耐受大范围、长时间开腹手术或内镜手术的患者（C 级）。在实施使用合成网片的阴道前壁修复手术之前，应充分沟通手术的利弊并与患者讨论可行的替代修复手段，取得知情同意（C 级）。

（4）开展使用合成网片或生物移植材料的 POP 修复手术的临床医生，应该经过特殊的培训，对于此类修复手术与自体组织修复术各自的利弊，能够充分与患者沟通（C 级）。

（5）在施行膀胱或尿道损伤风险较大的 POP 修复手术时，应该同时行膀胱镜检查，如高位骶韧带悬吊术、骶骨阴道固定术、阴道前壁修补术，以及在阴道前壁和顶端应用网片的重建手术（C 级）。

（6）所有明显的阴道顶端脱垂、前壁脱垂或两者同时存在的脱垂患者，应在术前进行隐匿性压力性尿失禁评估，包括压力试验、尿流动力学检查等（C 级）。

（7）术前不存在 SUI 的 POP 患者，无论选择经腹还是阴式手术方式修复脱垂，都应该向其交代如果不同时行抗压力性尿失禁手术，术后存在发生 SUI 的风险，但是增加一种手术方式也会增加其他风险（C 级）。

参考文献

1. Committee on Practice Bulletins-Gynecology，American Urogynecologic Society. Practice bulletin No. 185：pelvic organ prolapse[J]. Obstet Gynecol，2017，130（5）：e234-e250.

2. GIANNINI A，RUSSO E，CANO A，et al. Current management of pelvic organ prolapse in aging women：EMAS clinical guide[J]. Maturitas，2018，110：118-123.

3. Pelvic organ prolapse：ACOG practice bulletin，number 214[J]. Obstet gynecol，2019，134（5）：e126-e142.

4. 中华医学会妇产科学分会妇科盆底学组. 女性盆底重建手术人工合成移植物相关并发症处理的中国专家共识 [J]. 中华妇产科杂志，2018，53（3）：145-148.

5. 杨欣，王建六. 美国妇产科学院盆腔器官脱垂临床实践指南（2009 年）解读 [J]. 中国妇产科临床杂志，2011，12（2）：157-160.

6. 中华医学会妇产科学分会妇科盆底学组. 盆腔器官脱垂的中国诊治指南（草案）[J]. 中华妇产科杂志，2014，49（9）：647-651.

7. Practice bulletin No. 176：pelvic organ prolapse[J]. Obstet Gynecol，2017，129（4）：e56-e72.

8. 中国医促会泌尿健康促进分会，中国研究型医院学会泌尿外科学专业委员会. 女性压力性尿失禁手术安全共识 [J]. 现代泌尿外科杂志，2019，24（8）：605-613.

9. 刘丹，夏志军. 美国妇产科医师学会"盆腔器官脱垂临床实践指南（2017版）"解读 [J]. 中国实用妇科与产科杂志，2018，34（10）：1111-1114.

10. The American College of Obstetricians，Gynecologists，The American Urogynecologic Society. Pelvic organ prolapse[J]. Female Pelvic Med Reconstr Surg，2019，25（6）：397-408.

11. 岳天孚. 阴道脱垂的病因及诊治 [J]. 中国实用妇科与产科杂志，2005，21

(4)：198-199.

12. 徐宏里，赵跃宏 . 子宫脱垂的病因及治疗 [J]. 中国实用妇科与产科杂志，2005，21（4）：196-197.

13. 张师前，张琳琳，于浩 . 子宫主韧带弹性蛋白、赖氨酰氧化酶和弹性蛋白酶抑制剂基因表达与盆腔器官脱垂发生的关系 [J]. 中华妇产科杂志，2008，43（9）：675-679.

14. 张东铭，惠宁，徐明娟，等 . 女性盆底形态学新概念 [J]. 中华妇产科杂志，2008，43（3）：236-238.

15. 蒋芳，郎景和，朱兰，等 . 神经肽 Y 及其受体在盆腔器官脱垂患者主韧带和宫骶韧带上的表达及意义 [J]. 中华妇产科杂志，2008，43（5）：341-345.

16. 戴毓欣，郎景和，朱兰，等 . 基因表达谱芯片在盆腔器官脱垂发病相关基因检测中的应用 [J]. 中华妇产科杂志，2010，45（5）：342-347.

17. 戴毓欣，朱兰，郎景和 . 盆腔器官脱垂相关分子生物学机制的研究进展 [J]. 中华妇产科杂志，2010，45（2）：155-157.

18. 李旻，张巧 . 初产妇产后早期盆腔器官脱垂相关影响因素分析 [J]. 中国计划生育学杂志，2016，24（6）：399-403，414.

19. 朱雅佩，孙智晶，朱兰，等 . 盆底结缔组织的分子生物学变化在盆腔器官脱垂发病机制中的研究进展 [J]. 中华妇产科杂志，2017，52（11）：785-788.

20. PETROS P E，ULMSTEN U I. An integral theory of female urinary incontinence. Experimental and clinical considerations[J]. Acta Obstet Gynecol Scand Suppl，1990，69（S153）：7-31.

21. DELANCEY O L. Anatomie aspects of vaginal eversion after hysterectomy[J]. Am J Obstet Gynecol，1992，166（6）：1717-1724.

22. DELANCEY O L. Structural support of the urethra as it relates to stress urinary incontinence：the hammock hypothesis[J]. Am J Obstet Gynecol，1994，170（6）：1713-1723.

23. DELANCEY O L，MORGAN D M，FENNER D E，et al. Comparison of levator ani muscle defects and function in women with and without pelvic organ

prolapse[J]. Obstet Gynecol, 2007, 109 (2 Pt1): 295-302.

24. ASHTON-MILLER J A, DELANCEY J O. On the biomechanics of vaginal birth and common sequelae[J]. Annu Rev Biomed Eng, 2009, 11: 163-176.

25. PETROS P. The integral system[J]. Cent European J Urol, 2011, 64 (3): 110-119.

26. WARD R M, VELEZ EDWARDS D R, EDWARDS T, et al. Genetic epidemiology of pelvic organ prolapse: a systematic review[J]. Am J Obstet Gynecol, 2014, 211 (4): 326-335.

27. CARTWRIGHT R, KIRBY A C, TIKKINEN K A, et al. Systematic review and metaanalysis of genetic association studies of urinary symptoms and prolapse in women[J]. Am J Obstet Gynecol, 2015, 212 (2): 199. e1 -199. e24.

28. GIRI A, HARTMANN K E, HELLWEGE J N, et al. Obesity and pelvic organ prolapse: a systematic review and meta-analysis of observational studies[J]. Am J Obstet Gynecol, 2017, 217 (1): 11-26. e3.

29. MEISTER M R, SUTCLIFFE S, LOWDER J L. Definitions of apical vaginal support loss: a systematic review[J]. Am J Obstet Gynecol, 2017, 216 (3): 232. e1-232. e14.

30. NYGAARD I, BARBER M D, BURGIO K L, et al. Prevalence of symptomatic pelvic floor disorders in US women[J]. JAMA, 2008, 300 (11): 1311-1316.

31. WU J M, MATTHEWS C A, CONOVER M M, et al. Lifetime risk of stress urinary incontinence or pelvic organ prolapse surgery[J]. Obstet Gynecol, 2014, 123 (6): 1201-1206.

32. VERGELDT T F, WEEMHOFF M, INTHOUT J, et al. Risk factors for pelvic organ prolapse and its recurrence: a systematic review[J]. Int Urogynecol J, 2015, 26 (11): 1559-1573.

33. BUMP R C, MATTIASSON A, BØ K, et al. The standardization of terminology of female pelvic organ prolapse and pelvic floor dysfunction[J]. Am J Obstet

Gynecol，1996，175（1）：10-17.

34. 张晓红，王建六，魏丽惠. 盆腔器官脱垂的定量分度法及其临床应用 [J].
中华妇产科杂志，2005，40（3）：203-205.

35. 刘成，吴文英，杨青，等. Aa、Ba 指示点对盆底重建手术时隐匿性压力性
尿失禁的诊断及预后价值 [J]. 中华妇产科杂志，2015，（6）：415-419.

36. 张桓，朱兰，徐涛，等. 简化 POP-Q 分度系统与标准 POP-Q 分度法用于
盆腔器官脱垂的对比研究 [J]. 中华妇产科杂志，2016，51（7）：510-514.

37. 孙秀丽. POP-Q 分期系统临床应用体会及思考 [J]. 中国实用妇科与产科杂
志，2017，33（10）：999-1002.

38. WANG Y T，JIANG J Y，HAN J S. A review of the pelvic organ prolapse
quantification system in China[J]. Int Urogynecol J，2016，27（2）：287-290.

39. ANTOSH D D，IGLESIA C B，VORA S，et al. Outcome assessment with
blinded versus unblinded POP-Q exams[J]. Am J Obstet Gynecol，2011，205（5）：
489 e1-489. e4.

40. PANNU H K. MRI of pelvic organ prolapse[J]. Eur Radiol，2004，14（8）：
1456-1464.

41. DIETZ H P. Pelvic floor ultrasound：a review[J]. Am J Obstet Gynecol，
2010，202（4）：321-334.

42. 刘萍，唐连，王月祉，等. 静息状态下盆腔器官脱垂与非盆腔器官脱垂女
性肛提肌 MRI 三维结构的对比 [J]. 中华妇产科杂志，2015，50（6）：428-433.

43. 肖学红，汪泽燕，杨昴，等. 静动态 MRI 在盆腔器官脱垂术前与术后中的
应用 [J]. 实用放射学杂志，2016，32（10）：1562-1565.

44. 唐连，刘萍，陈春林. 动态 MRI 检查在盆底功能障碍性疾病诊断和治疗后
随访中的应用进展 [J]. 中华妇产科杂志，2016，51（9）：714-717.

45. 李玢，朱兰. 子宫托在盆腔器官脱垂诊治中的应用进展 [J]. 中华妇产科杂
志，2011，46（9）：705-708.

46. CULLIGAN P J. Nonsurgical Management of pelvic organ prolapse[J]. Obstet
Gynecol，2012，119（4）：852-860.

47. 朱辉英，韩燕华. 盆腔器官脱垂非手术治疗的研究进展 [J]. 广东医学，2017，38（z2）：162-163.

48. 邱恕娴. 单纯阴道前后壁修补术治疗老年性Ⅲ度子宫脱垂体会 [J]. 中国实用妇科与产科杂志，1995，11（3）：161.

49. 程爱琴，谭少荣，谭秀香，等. 经阴道子宫切除及阴道前后壁修补治疗子宫脱垂 17 例体会 [J]. 山东医药，1999，39（19）：51.

50. 王丽峰，杨岚，邱文山. 单纯阴道前后壁修补术治疗中老年子宫脱垂 [J]. 广东医学，2001，22（4）：329-330.

51. 商九香. 经阴道子宫切除加前后壁修补术治疗子宫脱垂 [J]. 苏州医学院学报，2001，21（5）：551-552.

52. 鲁永鲜，刘昕，刘静霞，等. 经阴道行阴道旁修补术在阴道前壁及膀胱膨出治疗中的应用 [J]. 中华妇产科杂志，2005，40（3）：154-158.

53. 游珂，韩劲松，顾方颖，等. 传统阴式手术治疗盆腔脏器脱垂术后疗效研究 [J]. 中国微创外科杂志，2007，7（12）：1192-1194.

54. 彭秀娟. 改进阴式子宫切除术及阴道壁修补术治疗盆腔器官脱垂临床初探 [J]. 中国妇产科临床杂志，2009，10（6）：461.

55. 王莉芹. 阴道前后壁"桥"式修补术治疗阴道脱垂 32 例分析 [J]. 中国妇幼保健，2010，25（29）：4325-4326.

56. 梁志清，徐惠成，陈勇，等. 腹腔镜下骶韧带缩短固定术治疗子宫脱垂 [J]. 中华妇产科杂志，2004，39（10）：666-668.

57. 曾俐琴，Chou Danny，Wong Felix，等. 腹腔镜网片骶骨阴道固定术治疗阴道穹隆脱垂 [J]. 中华妇产科杂志，2012，47（2）：154-157.

58. 中华医学会妇产科学分会妇科盆底学组. 腹腔镜子宫或阴道骶骨固定术专家共识 [J]. 中华妇产科杂志，2014，49（8）：573-575.

59. 李秀丽，周宁，杨怡卓，等. 机器人手术系统行骶骨子宫固定术治疗子宫脱垂的初步研究 [J]. 中华妇产科杂志，2014，49（6）：428-431.

60. 左欣，吴海峰，朱筱娟，等. 阴式辅助下腹腔镜骶骨阴道固定术治疗重度盆腔器官脱垂的近期疗效 [J]. 中国微创外科杂志，2016，16（12）：1117-1120.

61. 苗娅莉，孙秀丽，杨欣，等 . 腹腔镜阴道骶骨固定术治疗盆腔器官脱垂的疗效评价 [J]. 实用妇产科杂志，2017，33（2）：105-109.

62. 鲁永鲜，刘昕，周宁，等 . 阴式子宫切除同时行骶棘韧带固定术治疗及预防阴道顶端脱垂 [J]. 中华妇产科杂志，2004，39（9）：627-628.

63. 陈娟，朱兰，郎景和，等 . 坐骨棘筋膜固定缝合术治疗Ⅲ度盆腔器官脱垂的疗效评价 [J]. 中华妇产科杂志，2012，47（7）：492-495.

64. 韩劲松 . 骶棘韧带固定术治疗子宫及阴道穹隆脱垂 [J]. 中华妇产科杂志，2013，48（9）：714-715.

65. 成星函，程蕾，张继梅，等 . 腹腔镜后路骶棘韧带悬吊术治疗盆腔器官脱垂 [J]. 中国微创外科杂志，2017，17（12）：1094-1096.

66. 任常，宋晓晨，朱兰，等 . 应用常规手术器械行骶棘韧带固定术治疗Ⅲ～Ⅳ度盆腔器官脱垂的前瞻性研究 [J]. 中华妇产科杂志，2017，52（6）：369-373.

67. 鲁永鲜，沈文洁，刘昕，等 . 经阴道骶韧带高位悬吊术治疗子宫脱垂的临床探讨 [J]. 中华妇产科杂志，2007，42（12）：797-801.

68. 朱兰，郎景和，胡惠英，等 . 腹腔镜高位宫骶韧带悬吊术治疗年轻子宫脱垂患者的疗效 [J]. 中华妇产科杂志，2008，43（11）：865-866.

69. 王文英，鲁永鲜，胡晓娟，等 . 经阴道 Prosima 网片联合高位骶韧带悬吊术治疗重度盆腔器官脱垂的临床研究 [J]. 中华妇产科杂志，2012，47（7）：500-504.

70. 鲁永鲜，王佳，沈文洁，等 . 经阴道骶韧带高位悬吊术治疗重度盆腔器官脱垂的长期疗效 [J]. 中华妇产科杂志，2013，48（8）：564-569.

71. 孙之星，朱兰，胡惠英，等 . 腹腔镜高位宫骶韧带悬吊术联合子宫颈截除术治疗生育期子宫脱垂的长期疗效及性功能评价 [J]. 中华妇产科杂志，2014，49（3）：167-171.

72. 段磊，鲁永鲜，沈文洁，等 . 经阴道宫骶韧带高位悬吊术的远期疗效研究 [J]. 中华妇产科杂志，2017，52（6）：363-368.

73. 成佳景，张弋，吴逸，等 . 改良的经后路阴道壁悬吊术在盆底重建中的应

用 [J]. 中华妇产科杂志，2005，40（3）：148-150.

74. 任常，朱兰，郎景和，等 . 改良全盆底重建术治疗重度盆腔器官脱垂的近期疗效 [J]. 中华妇产科杂志，2010，45（3）：179-183.

75. 刘小春，朱兰，郎景和，等 . Prolift 盆底重建后复发的处理 [J]. 现代妇产科进展，2012，21（2）：81-84.

76. 韩劲松，张坤，朱馥丽，等 . 经阴道网片植入手术治疗盆腔器官脱垂的临床分析 [J]. 中华妇产科杂志，2011，46（2）：101-104.

77. 孙智晶，朱兰，郎景和，等 . "协和"全盆底重建术治疗重度盆腔器官脱垂的多中心前瞻性研究 [J]. 中华妇产科杂志，2011，46（8）：564-569.

78. 朱兰，娄文佳 . 一种适用于症状性中重度盆腔器官脱垂的加用网片盆底重建手术 [J]. 中华妇产科杂志，2011，46（5）：384-385.

79. 陈娟，朱兰，郎景和，等 . Prosima 网片全盆底重建术治疗重度盆腔器官脱垂的前瞻性研究 [J]. 中华妇产科杂志，2012，47（9）：664-668.

80. 张坤，韩劲松，朱馥丽，等 . 经阴道网片植入盆底重建术治疗盆腔器官脱垂术后并发症分析 [J]. 中华妇产科杂志，2012，47（9）：669-671.

81. 王佳，鲁永鲜 . 经阴道网片盆底重建手术的历史及应用现状与争论 [J]. 中华妇产科杂志，2013，48（7）：554-556.

82. 朱兰，陈娟 . 美国妇科泌尿协会"经阴道植入网片治疗盆腔器官脱垂的手术医师资格认证指南"解读 [J]. 中华妇产科杂志，2013，48（2）：159-160.

83. 王素美，张震宇，刘崇东，等 . 盆底重建术同时行 TVT-O 治疗盆腔器官脱垂及压力性尿失禁临床疗效评价 [J]. 中华妇产科杂志，2013，48（7）：494-498.

84. 黄惠娟，宋岩峰，郑小花，等 . 经阴道植入网片盆底重建术后网片暴露发生情况及危险因素分析 [J]. 中华妇产科杂志，2014，49（1）：26-29.

85. 张小龙，鲁永鲜，沈文洁，等 . 重度盆腔器官脱垂复位手术同时治疗隐匿性压力性尿失禁的疗效 [J]. 中华妇产科杂志，2014，49（6）：432-436.

86. 魏冬梅，王平，牛晓宇 . 经阴道植入网片全盆底重建术的疗效及性生活质量评价 [J]. 实用妇产科杂志，2015，31（6）：434-438.

87. 万优萍 . 不可吸收网片重建盆腔器官脱垂盆底：疗效与生物相容性评价 [J].

中国组织工程研究，2015，19（43）：6988-6992.

88. 常悦，刘海峰，王建六 . 组织工程及再生医学在盆底功能障碍性疾病中的应用进展 [J]. 中华妇产科杂志，2015，50（6）：470-472.

89. 张宇迪，卢丹，郑萍，等 . Y 形网片在女性盆底功能疾病中的应用 [J]. 中国组织工程研究，2016，20（30）：4503-4508.

90. 赖秋英，杨欣，朱晔，等 . Perigee 系统治疗前盆腔器官脱垂的近期疗效评价 [J]. 中华妇产科杂志，2016，（2）：103-108.

91. 金海政，鲁永鲜，沈文洁，等 . 单切口微小吊带 Ajust 在老年重度盆腔器官脱垂合并尿失禁患者中应用的近期疗效分析 [J]. 中华妇产科杂志，2015，50（6）：409-414.

92. 李宝恒，黄惠娟，宋岩峰 . 改良 Prolift 盆底重建术在治疗合并子宫颈延长的重度盆腔器官脱垂患者中的应用 [J]. 中华妇产科杂志，2016，51（3）：174-179.

93. 陈伟芳，罗喜平，范保维 . 腹腔镜下 Y 型网片阴道骶骨固定术的临床应用 [J]. 实用医学杂志，2017，33（24）：4114-4116.

94. 聂让让，王鲁文，桑庆娜，等 . 盆底重建术治疗盆腔脏器脱垂的远期疗效分析 [J]. 现代妇产科进展，2017，26（12）：908-910.

95. 朱兰，艾方方 . 经阴道植入网片手术目前存在的争议热点 [J]. 中国计划生育和妇产科，2018，10（1）：1-2.

96. 中华医学会妇产科学分会妇科盆底学组 . 女性盆底重建手术人工合成移植物相关并发症处理的中国专家共识 [J]. 中华妇产科杂志，2018，53（3）：145-148.

97. 姚远洋，张晓红，王建六，等 . 改良的阴道闭合术治疗老年严重盆腔器官脱垂患者临床分析 [J]. 中华妇产科杂志，2008，43（10）：778-780.

98. 鲁永鲜，胡蔓萝，王文英，等 . 阴道封闭术治疗老年性重度盆腔器官脱垂的临床疗效 [J]. 中华妇产科杂志，2010，45（5）：331-337.

99. 肖冰冰，陆叶，伍丹丹，等 . 阴道封闭术治疗老年女性重度盆腔器官脱垂的临床疗效和生活质量评价 [J]. 中国微创外科杂志，2016，16（11）：983-986.

100. 张迎辉，鲁永鲜，刘昕，等 . 阴道封闭术对重度盆腔器官脱垂患者体像的影响 [J]. 中华妇产科杂志，2011，46（6）：431-434.

101. 苗娅莉，张晓红，王建六.阴道穹隆吊带悬吊术治疗子宫及阴道穹隆脱垂35 例临床分析 [J].实用妇产科杂志，2008，24（1）：39-42.

102. 胡昌东，陈义松，易晓芳，等.三种手术治疗重度盆腔器官脱垂的疗效观察及其复发因素分析 [J].中华妇产科杂志，2011，46（2）：94-100.

103. 庄雅丽，何娟.改良盆底重建术与传统手术治疗盆腔器官脱垂的随访评价 [J].现代妇产科进展，2012，21（6）：454-457.

104. 黄华民.两种术式治疗女性重度盆腔器官脱垂的疗效 [J].中国老年学杂志，2012，32（12）：2523-2524.

105. 蒋敏，陆向群，谢虹. Prolift 全盆悬吊术与经阴道子宫切除＋阴道前后壁修补术在盆腔脏器脱垂治疗的对比研究 [J].中国妇幼保健，2013，28（23）：3860-3862.

106. 仲丹，翟永宁，张蕾，等.全盆底重建术与传统阴式修补术治疗重度盆腔器官脱垂的疗效比较 [J].中国妇产科临床杂志，2013，14（2）：110-114.

107. 张丽雅，史玉林.传统术式与网片结合在盆底重建术中的疗效分析 [J].中国妇幼保健，2014，29（31）：5169-5171.

108. 林鑫子，范瑾，罗新.盆腔器官脱垂治疗方法及比较篇 [J].中国计划生育和妇产科，2014，6（1）：73-76.

109. 魏冬梅，王平，牛晓宇.腹腔镜下子宫／阴道－骶骨固定术与阴道网片全盆底重建术治疗盆腔器官脱垂的疗效比较 [J].中华妇幼临床医学杂志（电子版），2015，11（2）：37-42.

110. 郎景和，朱兰.关于盆底功能障碍性疾病手术的几个问题 [J].中华妇产科杂志，2010，45（5）：321-322.

111. 朱兰，郎景和.盆腔器官脱垂治疗应重视的几个问题 [J].中华妇产科杂志，2011，46（8）：561-563.

112. 张迎辉，鲁永鲜.阴式盆底重建手术中的输尿管梗阻 [J].中华妇产科杂志，2011，46（1）：70-72.

113. 朱兰.盆腔器官脱垂的盆底重建手术应重视的几个问题 [J].中华妇产科杂志，2015，（6）：406-408.

114. 王爱萍, 宋健, 吕香霖, 等. 阴部神经功能检查对盆底重建手术后尿失禁的预测作用 [J]. 中华妇产科杂志, 2016, 51 (6): 431-435.

115. 朱兰. 亟待推进盆腔器官脱垂修复手术的标准化评价 [J]. 中华妇产科杂志, 2017, 52 (6): 361-362.

116. 部分省、市、自治区子宫脱垂、尿瘘防治科研协作组. 有关子宫脱垂防治的意见 [J]. 中级医刊, 1979, (11): 5-6.

117. 鲁永鲜. 盆腔器官脱垂的手术治疗进展 [J]. 中华妇产科杂志, 2007, 42 (8): 567-570.

118. 王巍, 郎景和, 朱兰. 女性盆底微创吊带手术的临床解剖学研究 [J]. 中华妇产科杂志, 2008, 43 (9): 657-661.

119. 郭杨, 孙浩罡, 公苓苓, 等. 盆腔器官脱垂的手术治疗进展 [J]. 中国妇幼保健, 2015, 30 (2): 322-324.

120. 孙智晶, 朱兰, 郎景和, 等. 产后盆底康复锻炼对女性盆底功能障碍性疾病的预防作用 [J]. 中华妇产科杂志, 2015, (6): 420-427.

121. 陈汝君. 盆腔脏器脱垂的手术治疗进展 [J]. 外科研究与新技术, 2016, 5 (1): 61-65.

122. 孙智晶, 朱兰, 郎景和, 等. 盆底肌肉训练在盆底功能障碍性疾病防治中的作用 [J]. 中华妇产科杂志, 2017, 52 (2): 138-140.

123. KOHLI N, SZE E H, ROAT T W, et al. Incidence of recurrent cystocele after anterior colporrhaphy with and without concomitant transvaginal needle suspension[J]. Am J Obstet Gynecol, 1997, 3 (6): 1476-1480.

124. SZE E H, KARRAM M M. Transvaginal repair of vault prolapse: a review[J]. Obstet Gynecol, 1997, 89 (3): 467-475.

125. WHITESIDE J L, WEBER A M, MEYN L A, et al. Risk factors for prolapse recurrence after vaginal repair[J]. Am J Obstet Gynecol, 2004, 191 (5): 1533-1538.

126. HALE D S, FENNER D. Consistently inconsistent, the posterior vaginal wall[J]. Am J Obstet Gynecol, 2016, 214 (3): 314-320.

127. GANATRA A M, ROZET F, SANCHEZ-SALAS R, et al. The current status of laparoscopic sacrocolpopexy: a review[J]. Eur Urol, 2009, 55 (5): 1089-1103.

128. MARGULIES R U, ROGERS M A, MORGAN D M. Outcomes of transvaginal uterosacral ligament suspension: systematic review and metaanalysis[J]. Am J Obstet Gynecol, 2010, 202 (2): 124-134.

129. SERATI M, BOGANI G, SORICE P, et al. Robot-assisted sacrocolpopexy for pelvic organ prolapse: a systematic review and meta-analysis of comparative studies[J]. Eur Urol, 2014, 66 (2): 303-318.

130. LEE R K, MOTTRIE A, PAYNE C K, et al. A review of the current status of laparoscopic and robot-assisted sacrocolpopexy for pelvic organ prolapse[J]. Eur Urol, 2014, 65 (6): 1128-1137.

131. SMILEN S W, SAINI J, WALLACH S J, et al. The risk of cystocele after sacrospinous ligament fixation[J]. Am J Obstet Gynecol, 1998, 179 (6 Pt 1): 1465-1472.

132. BARKSDALE P A, ELKINS T E, SANDERS C K, et al. An anatomic approach to pelvic hemorrhage during sacrospinous ligament fixation of the vaginal vault[J]. Obstet Gynecol, 1998, 91 (5 Pt 1): 715-718.

133. MORGAN D M, ROGERS M A, HUEBNER M, et al. Heterogeneity in anatomic outcome of sacrospinous ligament fixation for prolapse: a systematic review[J]. Obstet Gynecol, 2007, 109 (6): 1424-1433.

134. KARRAM M, GOLDWASSER S, KLEEMAN S, et al. High uterosacral vaginal vault suspension with fascial reconstruction for vaginal repair of enterocele and vaginal vault prolapse[J]. Am J Obstet Gynecol, 2001, 185 (6): 1339-1343.

135. SILVA W A, PAULS R N, SEGAL J L, et al. Uterosacral ligament vault suspension: five-year outcomes[J]. Digest of the World Core Medical Journals, 2006, 108 (2): 255-263.

136. NOBLETT K, MCKINNEY A, KIM R. Sheared epidural catheter during an

elective procedure[J]. Obstet Gynecol, 2007, 109（2 Pt 2）: 566-568.

137. MUCOWSKI S J, JURNALOV C, PHELPS J Y. Use of vaginal mesh in the face of recent FDA warnings and litigation[J]. Am J Obstet Gynecol, 2010, 203（2）: 103e1-103e4.

138. WHITESIDE J L. Informed Consent and the use of transvaginal synthetic mesh[J]. Obstet Gynecol, 2011, 118（6）: 1409-1416.

139. SOKOL A I, IGLESIA C B, KUDISH B I, et al. One-year objective and functional outcomes of a randomized clinical trial of vaginal mesh for prolapse[J]. Am J Obstet Gynecol, 2012, 206（1）: 86. e1-9.

140. FISCHER J R. What is new in the use of mesh in vaginal surgery? Best articles from the past year[J]. Obstet Gynecol, 2015, 125（4）: 977-978.

141. SCHIMPF M O, ABED H, SANSES T, et al. Graft and mesh use in transvaginal prolapse repair: a systematic review[J]. Obstet Gynecol, 2016, 128（1）: 81-91.

142. GLAZENER C M, BREEMAN S, ELDERS A, et al. Mesh, graft, or standard repair for women having primary transvaginal anterior or posterior compartment prolapse surgery: two parallel-group, multicentre, randomised, controlled trials (PROSPECT)[J]. Lancet, 2017, 389（10067）: 381-392.

143. CHAPPLE C R, CRUZ F, DEFFIEUX X, et al. Consensus STATEMENT of the European Urology Association and the European Urogynaecological Association on the use of implanted materials for treating pelvic organ prolapse and stress urinary incontinence[J]. Eur Urol, 2017, 72（3）: 424-431.

144. LANGMADE C F, OLIVER J A. Partial colpocleisis[J]. Am J Obstet Gynecol, 1986, 154（6）: 1200-1205.

145. VON PECHMANN W S, MUTONE M, FYFFE J, et al. Total colpocleisis with high levator plication for the treatment of advanced pelvic organ prolapse[J]. Am J Obstet Gynecol, 2003, 189（1）: 121-126.

146. FITZGERALD M P, BRUBAKER L. Colpocleisis and urinary

incontinence[J]. Am J Obstet Gynecol, 2003, 189 (5): 1241-1244.

147. WHEELER T L 2ND, RICHTER H E, BURGIO K L, et al. Regret, satisfaction, and symptom improvement: Analysis of the impact of partial colpocleisis for the management of severe pelvic organ prolapse[J]. Am J Obstet Gynecol, 2005, 193 (6): 2067-2070.

148. HULLFISH K L, BOVBJERG V E, STEERS W D. Colpocleisis for pelvic organ prolapse: patient goals, quality of life, and satisfaction[J]. Obstet Gynecol, 2007, 110 (1): 341-345.

149. RUBIN R, JONES K A, HARMANLI O H. Vaginal evisceration during pessary fitting and treatment with immediate colpocleisis[J]. Obstet Gynecol, 2010, 116 (Supplement 2): 496-498.

150. CRISP C C, BOOK N M, SMITH A L, et al. Body image, regret, and satisfaction following colpocleisis[J]. Am J Obstet Gynecol, 2013, 209 (5): 473. e1-473. e7.

151. MCCLUSKEY T C, STANY M P, HAMILTON C A. Pyocolpos presenting as a large pelvic mass after total colpocleisis[J]. Am J Obstet Gynecol, 2015, 212 (1): 113. e1-113. e2.

152. HILL A J, WALTERS M D, UNGER C A. Perioperative adverse events associated with colpocleisis for uterovaginal and post-hysterectomy vaginal vault prolapse[J]. Am J Obstet Gynecol, 2015, 214 (4): 501. e1-501. e6.

153. COLOMBO M, MILANI R. Sacrospinous ligament fixation and modified mccall culdoplasty during vaginal hysterectomy for advanced uterovaginal prolapse[J]. Am J Obstet Gynecol, 1998, 179 (1): 13-20.

154. HEFNI M, EL-TOUKHY T. Vaginal subtotal hysterectomy and sacrospinous colpopexy: an option in the management of uterine prolapse[J]. Am J Obstet Gynecol, 2000, 183 (2): 494-495.

155. DIWADKAR G B, BARBER M D, FEINER B, et al. Complication and reoperation rates after apical vaginal prolapse surgical repair: a systematic review[J].

Obstet Gynecol, 2009, 113 (2 Pt 1): 367-373.

156. HALASKA M, MAXOVA K, SOTTNER O, et al. A multicenter, randomized, prospective, controlled study comparing sacrospinous fixation and transvaginal mesh in the treatment of posthysterectomy vaginal vault prolapse[J]. Am J Obstet Gynecol, 2012, 207 (4): 301. e1-301. e7.

157. MATTHEWS C A, KENTON K. Treatment of vaginal cuff evisceration[J]. Obstet Gynecol, 2014, 124 (4): 705-708.

158. SIDDIQUI N Y, GRIMES C L, CASIANO E R, et al. Mesh sacrocolpopexy compared with native tissue vaginal repair: a systematic review and meta-analysis[J]. Obstet Gynecol, 2015, 125 (1): 44-55.

159. GIVEN FT J R, MUHLENDORF I K, BROWNING G M. Vaginal length and sexual function after colpopexy for complete uterovaginal eversion[J]. Am J Obstet Gynecol, 1993, 169 (2 Pt 1): 284-287.

160. WALL L L, VERSI E, NORTON P, et al. Evaluating the outcome of surgery for pelvic organ prolapse[J]. Am J Obstet Gynecol, 1998, 178 (5): 877-879.

161. FATTON B, DE TAYRAC R, COSTA P. Stress urinary incontinence and LUTS in women—effects on sexual function[J]. Nat Rev Urol, 2014, 11 (10): 565-578.

162. SAJADI K P, GOLDMAN H B. Robotic pelvic organ prolapse surgery[J]. Nat Rev Urol, 2015, 12 (4): 216-224.

163. RANTELL A, SRIKRISHNA S, ROBINSON D. Assessment of the impact of urogenital prolapse on sexual dysfunction[J]. Maturitas, 2016, 92: 56-60.

164. 苗娅莉, 周蓉, 王建六. 子宫全切除术后远期盆底功能及性生活状况调查 [J]. 中华妇产科杂志, 2012, 47 (7): 496-499.

165. 葛伟平, 楚蔚昕, 刘红, 等. 腹腔镜全子宫切除术后盆底康复治疗的疗效评价 [J]. 中国微创外科杂志, 2017, 17 (4): 302-306.

166. 谭爱丽, 洪莉, 赵玉字, 等. 子宫切除手术方式对手术后盆底功能的影响 [J]. 中华妇产科杂志, 2017, 52 (5): 301-306.

167. RICHARDSON A C. The rectovaginal septum revisited: its relationship to

rectocele and its importance in rectocele repair[J]. Clinical obstetrics and gynecology, 1993, 36 (4) : 976-983.

168. KLEEMAN S D, WESTERMANN C, Karram M M. Rectoceles and the anatomy of the posteriorvaginal wall: revisited[J]. Am J Obstet Gynecol, 2005, 193 (6): 2050-2055.

169. BARTOLETTI R. Pelvic organ prolapse: a challenge for the urologist[J]. Eur Urol, 2007, 51 (4) : 884-886.

170. JELOVSEK J E, MAHER C, BARBER M D. Pelvic organ prolapse[J]. The Lancet, 2007, 369 (9566) : 1027-1038.

171. ZHAI L D, LIU J, LI Y S, et al. Denonvilliers' fascia in women and its relationship with the fascia propria of the rectum examined by successive slices of celloidin-embedded pelvic viscera[J]. Dis Colon Rectum, 2009, 52 (9) : 1564-1571.

172. ERCOLI A, CAMPAGNA G, DELMAS V, et al. Anatomical insights into sacrocolpopexy for multicompartment pelvic organ prolapse[J]. Neurourol Urodyn, 2015, 35 (7) : 813-818.

173. RIPPERDA C M, JACKSON L A, PHELAN J N, et al. Anatomic relationships of the pelvic autonomic nervous system in female cadavers: clinical applications to pelvic surgery[J]. Am J Obstet Gynecol, 2017, 216 (4) : 388. e1-388. e7.

174. MAZLOOMDOOST D, WESTERMANN L B, MUTEMA G, et al. Histologic anatomy of the anterior vagina and urethra[J]. Female Pelvic Med Reconstr Surg, 2017, 23 (5) : 329-335.

175. ERCOLI A, COSMA S, RIBONI F, et al. Laparoscopic nerve-preserving sacropexy[J]. J Minim Invasive Gynecol, 2017, 24 (7) : 1075-1077.

176. COOLEN A W M, VAN OUDHEUSDEN A M J, MOL B W J, et al. Laparoscopic sacrocolpopexy compared with open abdominal sacrocolpopexy for vault prolapse repair: a randomised controlled trial[J]. Int Urogynecol J, 2017, 28 (10) : 1469-1479.

177. HANDA V L, BLOMQUIST J L, KNOEPP L R, et al. Pelvic floor disorders

5-10 years after vaginal or cesarean childbirth[J]. Obstet Gynecol, 2011, 118 (4)：777-784.

178. COSTANTINI E, BRUBAKER L, CERVIGNI M, et al. Sacrocolpopexy for pelvic organ prolapse：evidence-based review and recommendations[J]. Eur J Obstet Gynecol Reprod Biol, 2016, 205：60-65.

179. NORTON, PEGGY A. Pelvic floor disorders：the role of fascia and ligaments[J]. Clinical Obstet Gynecol, 1993, 36 (4)：926-938.

180. ARENHOLT L T S, PEDERSEN B G, GLAVIND K, et al. Paravaginal defect：anatomy, clinical findings, and imaging[J]. International Urogynecology Journal, 2016, 28 (5)：661-673.

181. 佩特罗斯. 女性骨盆底：基于整体理论的功能、功能障碍及治疗 [M]. 罗来敏，译. 上海：上海交通大学出版社，2007.

182. 马啸，胡洁媚，陈静，等. 改良腹腔镜下阴道骶骨固定术治疗盆腔器官脱垂的临床疗效分析 [J]. 中国实用妇科与产科杂志，2019，12 (35)：1365-1369.

作者后记
Postscript

终于到了尾声，从事妇产科工作 25 年，终于也有了十月怀胎一朝分娩之后的那种兴奋，那种如释重负，以及随之袭来的那种深深的疲累感。因为于我而言，要写出这么多字，就和妊娠分娩一样，还真不是一件容易的事。

承蒙科学技术文献出版社的盛情邀请，才有了此书的构思和面世。写作期间本想一鼓作气，奈何力有不逮，未能尽快完成。倒也不全是本人疏于懒散，盖因近年来盆底与重建的理念和技术正处在一个快速发展、日新月异的时期，本人在写作过程中也在不断地学习、实践和探索，期间总会涌现新的困惑和新的理解，以至于常常写了就改，改后再改，时至今日始觉较为成熟。好在有句"慢工出细活"的古语，可以用来聊以自慰和遮羞。

本书成书的最后阶段，中国乃至全球正遭遇严重的新型冠状病毒袭击。此疫令世界损失惨重，必将对未来产生深远的影响。

然而，于我个人而言，如果说它还能带来些许"获益"的话，也许就是少了每日忙碌的日程，没了周末匆匆的行程，而多出了些自我沉淀的时间吧。也正好利用这段"无所事事"的时间，好好将本书要表达的所感所思，形诸于文字，并最终呈现于诸君面前。

衷心感谢领导和师长的支持，同道的信任与家人的陪伴。感谢给我意见和建议的好朋友，你们是我的第一批读者，更是参与者、指导者。当然需要感谢的，还有很多……在此一并真诚谢过。

出版者后记
Postscript

　　科学技术文献出版社自 1973 年成立即开始出版医学图书，40余年来，医学图书的内容和出版形式都发生了很大变化，这些无一不与医学的发展和进步相关。《中国医学临床百家》从 2016 年策划至今，感谢 600 余位权威专家对每本书、每个细节的精雕细琢，现已出版作品近百种。2018 年，丛书全面展开学科总主编制，由各个学科权威专家指导本学科相关出版工作，我们以饱满的热情迎来了《中国医学临床百家》丛书各个分卷的诞生，也期待着《中国医学临床百家》丛书的出版工作更加科学与规范。

　　近几年，中国的临床医学有了很大的发展，在国际医学领域也开始崭露头角。以北京天坛医院牵头的 CHANCE 研究成果改写美国脑血管病二级预防指南为标志，中国一批临床专家的科研成果正在走向世界。但是，这些权威临床专家的科研成果多数首先发表在国外期刊上，之后才在国内期刊、会议中展现。如果出版专著，又为多人合著，专家个人的观点和成果精华被稀释。为改变这种零落的展现方式，作为科技部所属的唯一一家出版机构，我们有责任为中国的临床医生提供一个系统展示临床研究成果的舞台。为此，我们策划出版了这套高端医学专著——《中国医学临床百家》丛书。

"百家"既指临床各学科的权威专家，也取百家争鸣之义。

丛书中每一本书阐述一种疾病的最新研究成果及专家观点，按年度持续出版，强调医学知识的权威性和时效性，以期细致、连续、全面展示我国临床医学的发展历程。与其他医学专著相比，本丛书具有出版周期短、持续性强、主题突出、内容精练、阅读体验佳等特点。在图书出版的同时，同步通过万方数据库等互联网平台进入全国的医院，让各级临床医师和医学科研人员通过数据库检索到专家观点，并能迅速在临床实践中得以应用。

在与作者沟通过程中，他们对丛书出版的高度认可给了我们坚定的信心。北京协和医院邱贵兴院士说"这个项目是出版界的创新……项目持续开展下去，对促进中国临床学科的发展能起到很大作用"。中国人民解放军第二军医大学孙颖浩校长表示"我鼓励我国的泌尿外科医生把自己的创新成果和宝贵的经验传播给国内同行，我期待本丛书的出版"；北京大学第一医院霍勇教授认为"百家丛书很有意义"。我们感谢这么多临床专家积极参与本丛书的写作，他们在深夜里的奋笔，感动着我们，鼓舞着我们，这是对本丛书的巨大支持，也是对我们出版工作的肯定，我们由衷地感谢作者的支持与付出！

在传统媒体与新兴媒体相融合的今天，打造好这套在互联网时代出版与传播的高端医学专著，为临床科研成果的快速转化服务，为中国临床医学的创新及临床医师诊疗水平的提升服务，我们一直在努力！

科学技术文献出版社

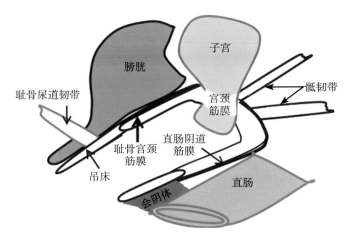

彩插1　支持阴道的结缔组织结构分布（正文 024 页）

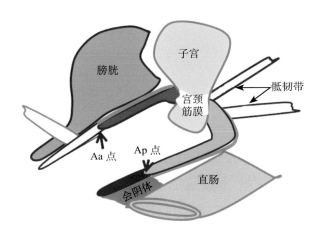

彩插2　阴道分段支持示意（正文 031 页）

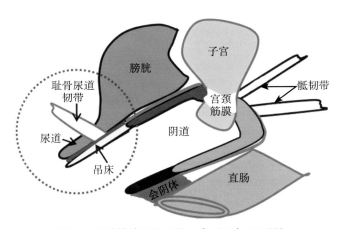

彩插3　阴道前壁下段支持示意（正文 033 页）

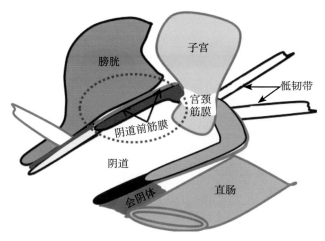

彩插 4　阴道前壁上段垂直支持示意（正文 037 页）

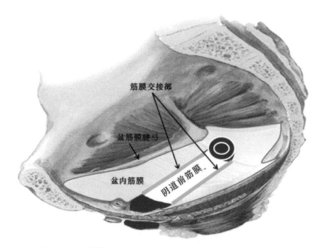

彩插 5　阴道前壁上段侧方支持示意（正文 038 页）

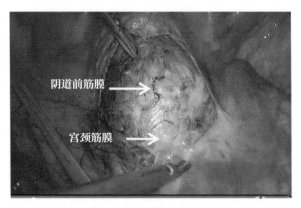

彩插 6　阴道前壁筋膜与宫颈筋膜汇集、融合（正文 038 页）

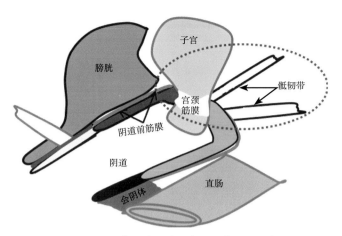

彩插 7　阴道顶端支持示意（正文 040 页）

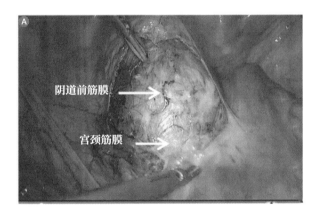

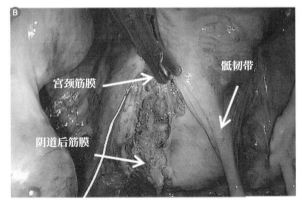

彩插 8　阴道前后壁筋膜与宫颈筋膜汇集、融合（正文 040 页）

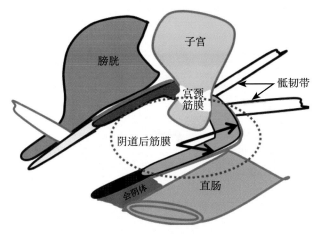

彩插 9　阴道后壁上段支持示意（正文 043 页）

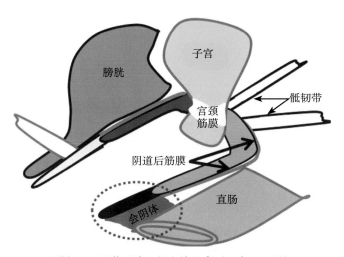

彩插 10　阴道后壁下段支持示意（正文 044 页）

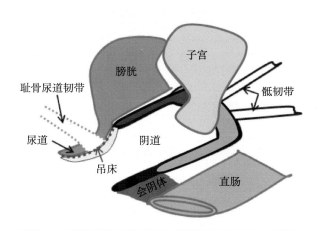

彩插 11　阴道前壁下段脱垂与机制示意（正文 046 页）

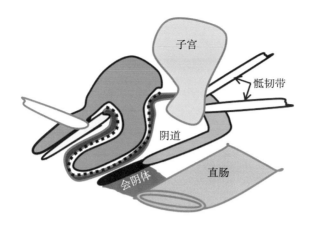

彩插 12　阴道前壁上段脱垂（中央缺陷）与机制示意（正文 049 页）

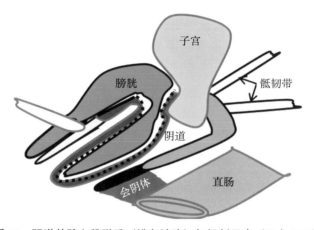

彩插 13　阴道前壁上段脱垂（横向缺陷）与机制示意（正文 049 页）

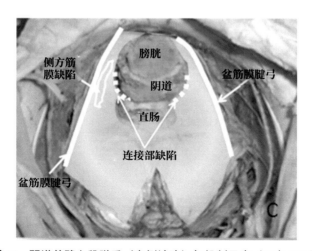

彩插 14　阴道前壁上段脱垂（旁侧缺陷）与机制示意（正文 050 页）

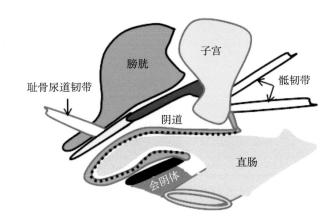

彩插 15　阴道后壁直肠段脱垂与机制示意（正文 053 页）

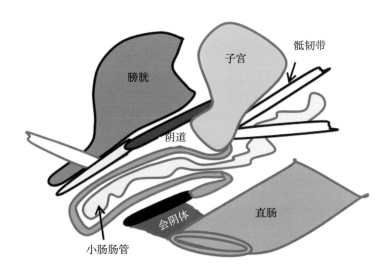

彩插 16　肠疝与机制示意（正文 054 页）

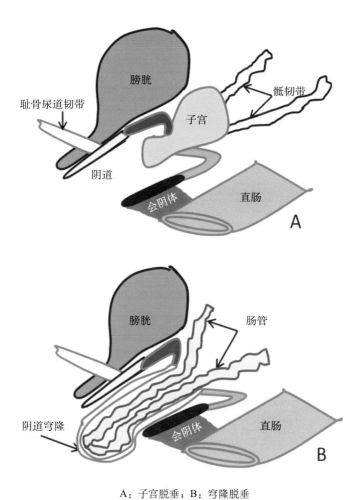

A：子宫脱垂；B：穹隆脱垂

彩插 17 阴道顶端脱垂与机制示意（正文 055 页）

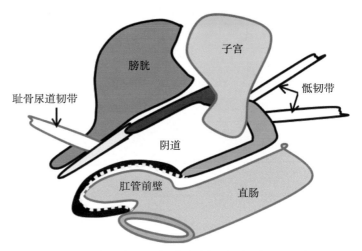

彩插 18 阴道后壁下段脱垂与机制示意（正文 056 页）

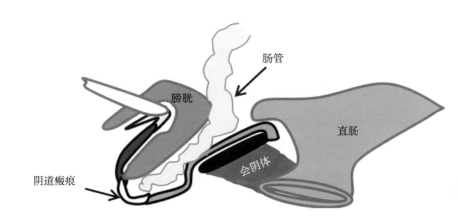

彩插 19 阴道多节段脱垂与机制示意（正文 057 页）